中医历代名家学术研究丛书

主编 潘桂娟

田丙坤 编著

皇甫谧

Academic Research Series of Famous
Doctors of Traditional Chinese
Medicine through the Ages

"十三五"国家重点图书出版规划项目

中国中医药出版社
· 北 京 ·

图书在版编目（CIP）数据

中医历代名家学术研究丛书．皇甫谧／潘桂娟主编；田丙坤编著．
—北京：中国中医药出版社，2017.9
ISBN 978 - 7 - 5132 - 4372 - 8

Ⅰ．①中…　Ⅱ．①潘…　②田…　Ⅲ．①皇甫谧（215—282）—
人物研究　Ⅳ．① K826.2

中国版本图书馆 CIP 数据核字（2017）第 181690 号

中国中医药出版社出版

北京市朝阳区北三环东路 28 号易亨大厦 16 层
邮政编码　100013
传真　010 64405750
河北新华第二印刷有限责任公司印刷
各地新华书店经销

开本 880×1230　1/32　印张 7　字数 179 千字
2017 年 9 月第 1 版　2017 年 9 月第 1 次印刷
书号　ISBN 978 - 7 - 5132 - 4372 - 8

定价　45.00 元
网址　www.cptcm.com

社 长 热 线　010-64405720
购 书 热 线　010-89535836
维 权 打 假　010-64405753

微信服务号　zgzyycbs
微商城网址　https://kdt.im/LIdUGr
官 方 微 博　http://e.weibo.com/cptcm
天猫旗舰店网址　https://zgzyycbs.tmall.com

如有印装质量问题请与本社出版部联系（010-64405510）

项目来源及国家重点图书出版计划

2005 年度国家 "973" 计划课题 "中医理论体系框架结构与内涵研究"（编号：2005CB532503）

2009 年度科技部基础性工作专项重点项目 "中医药古籍与方志的文献整理"（编号：2009FY120300）子课题 "古代医家学术思想与诊疗经验研究"

2013 年度国家 "973" 计划项目 "中医理论体系框架结构研究"（编号：2013CB532000）

国家中医药管理局重点研究室 "中医理论体系结构与内涵研究室" 建设规划

"十三五" 国家重点图书、音像、电子出版物出版规划（医药卫生）

中医理论肇始于《黄帝内经》《难经》，本草学探源于《神农本草经》，辨证论治及方剂学发轫于《伤寒杂病论》。在此基础上，历代医家结合自身的思考与实践，提出独具特色的真知灼见，不断革故鼎新，充实完善，使得中医药学具有系统的知识体系结构、丰富的原创理论内涵、显著的临床诊治疗效、深邃的中国哲学背景和特有的话语表达方式。历代医家本身就是"活"的学术载体，他们刻意研精，探微索隐，华叶递荣，日新其用。因此，中医药学发展的历史进程，始终呈现出一派继承不泥古、发扬不离宗的繁荣景象。

中国中医科学院中医基础理论研究所，自2008年起相继依托2005年度国家"973"计划课题"中医学理论体系框架结构与内涵研究"、2009年度科技部基础性工作专项重点项目"中医药古籍与方志的文献整理"子课题"古代医家学术思想与诊疗经验研究"、2013年度国家"973"计划项目"中医理论体系框架结构研究"，以及国家中医药管理局重点研究室"中医理论体系结构与内涵研究室"建设规划，联合北京中医药大学等16所高等院校及科研和医疗机构的专家、学者，选取历代具有代表性或学术特色突出的医家，系统地阐释与解析其代表性学术思想和诊疗经验，旨在发掘与传承、丰富与完善中医理论体系，为提升中医师理论水平和临床实践能力和水平提供参考和借鉴。本套丛书即是此系列研究阶段性成果总结而成。

综观历史，凡能称之为"大医"者，大都博览群书，学问淹博赅洽，集百家之言，成一家之长。因此，我们以每位医家独立成书，尽可能尊重原著，进行总结、提炼和阐发。此外，本丛书的另一个特点是，将医家特色学术观点与临床实践相印证，尽可能选择一些典型医案，用以说明理论的实践价值，便于临床施用。本丛书现已列入《"十三五"国家重点图书、音像、电子出版物出版规划》中的"医药卫生"重点图书出版计划，并将于"十三五"期间完成此项出版计划，拟收载历代 102 名中医名家，总字数约 1600 万。

丛书各分册作者，有中医基础学科和临床学科的资深专家、国家及行业重点学科带头人，也有中青年教师、科研人员和临床医师中的学术骨干，分别来自全国高等中医院校、科研机构和临床单位。从学科分布来看，涉及中医基础理论、中医各家学说、中医医史文献、中医经典及中医临床基础、中医临床各学科。全体作者以对中医药事业的拳拳之心，共同努力和无私奉献，历经数年成就了这份艰巨的工作，以实际行动切实履行了传承、运用、发展中医药学术的重大使命。

在完成上述科研项目及丛书撰写、统稿与审订的过程中，研究团队暨编委会和审订委员会全体成员，精益求精之心始终如一。在上述科研项目负责人、丛书总主编、中国中医科学院中医基础理论研究所潘桂娟研究员主持下，由常务副主编张宇鹏副研究员、陈曦副研究员及各分题负责人——翟双庆教授、刘桂荣教授、郑洪新教授、邢玉瑞教授、钱会南教授、马淑然教授、文颖娟教授、陆翔教授、杨卫彬研究员、崔为教授、柳亚平副教授、江泳副教授、王静波博士等，以及医史文献专家张效霞副教授，分别承担或参与了团队的组织和协调，课题任务书和丛书编写体例的起草、修订和具体组织实施，各单位课题研究任务的落实和分册文稿编写和审订等工作。编委会还多次组织工作会议和继续教育项目培训，组织审订委员会专家复审和修订；最终由总主编逐册复审、修订、统稿并组织作者再次修订各分册文稿。自 2015 年 6 月开始，编委会将丛书各分册文稿陆续提交中国中医药出版社，拟于 2019 年 12 月之前按计划完成本套丛书的出版。

2016 年 3 月，国家中医药管理局颁布了《关于加强中医理论传承创新的若干意见》，指出"加强对传承脉络清晰、理论特色鲜明的古代医家的学术思想研究，深入研究中医对生命、健康与疾病认知理论，系统总结中医养生保健、防病治病理论精华，提升中医理论指导临床实践和产品研发的能力，切实传承中医生命观、健康观、疾病观和预防治疗观"。上述项目研究及丛书的编写，是研究团队对国家层面"加强中医理论传承与创新"号召的积极响应，体现了当代中医学人敢于担当的勇气和矢志不渝的追求！通过此项全国协作的系统工程，凝聚了中医医史、文献、理论、临床研究的专门人才，培育了一支专业化的学术队伍。

在此衷心感谢中国中医科学院及其所属中医基础理论

研究所、中医药信息研究所、研究生院，以及北京中医药大学、陕西中医药大学、山东中医药大学、云南中医学院、安徽中医药大学、辽宁中医药大学、浙江中医药大学、成都中医药大学、湖南中医药大学、长春中医药大学、黑龙江中医药大学、南京中医药大学、河北中医学院、贵阳中医药大学、中日友好医院等16家科研、教学、医疗单位，对此项工作的大力支持！衷心感谢中国中医药出版社有关领导及华中健编审、伊丽萦博士及全体编校人员对丛书编写及出版的大力支持！

本丛书即将付梓之际，百余名作者感慨万千！希望广大读者透过本丛书，能够概要纵览中医药学术发展之历史脉络，撷取中医理论之精华，传承千载临床之经验，为中医药学术的振兴和人类卫生保健事业做出应有的贡献！

由于种种原因，书中难免有疏漏之处，敬请读者不吝批评指正，以促进本丛书不断修订和完善，共同推进中医药学术的继承与发扬！

《中医历代名家学术研究丛书》编委会

2016 年 9 月

凡例

一、本套丛书选取的医家，均为历代具有代表性或特色学术思想与临床经验的名家，包括汉代至晋唐医家6名、宋金元医家18名、明代医家25名、清代医家46名、民国医家7名，总计102名。每位医家独立成册，旨在对医家学术思想与诊疗经验等内容进行较为详尽的总结阐发，并进行精要论述。

二、丛书的编写，本着历史、文献、理论研究有机结合的原则，全面解读、系统梳理和深入研究医家原著，适当参考古今有关该医家的各类文献资料，对医家学术思想和诊疗经验，加以发掘、梳理、提炼、升华、概括，将其中具有理论意义、实践价值的独特内容阐发出来。

三、丛书在总体框架上，要求结构合理、层次清晰；在内容阐述上，要求概念正确、表述规范，持论公允、论证充分，观点明确、言之有据；在分册体量上，鉴于每个医家的具体情况不同，总体要求控制在10万～20万字。

四、丛书每一分册的正文结构，分为"生平概述""著作简介""学术思想""临证经验"与"后世影响"五个独立的内容范畴。各分册将拟论述的内容按照逻辑与次序，分门别类地纳入以上五个内容范畴之中。

五、"生平概述"部分，主要包括医家姓名字号、生卒年代、籍贯等基本信息，时代背景、从医经历以及相关问题的考辨等。

六、"著作简介"部分，逐一介绍医家的著作名称（包括现存、已经亡佚又经后人辑复的著作）、卷数、成书年代、主要内容、学术价值等。

七、"学术思想"部分，分为"学术渊源"与"学术特色"两部分进行论述。前者重在阐述医家之家传、师承、私淑（中医经典或前代医家思想对其影响）关系，重点发掘医家学术思想的历史传承与学术渊源；后者主要从独特的学术见解、学术成就、学术特点等方面，总结医家的主要学术思想特色。

八、"临证经验"部分，重点考察和论述医家学术著作中的医案、医论、医话，并有选择地收集历代杂文笔记、地方志等材料，从中提炼整理医家临床诊疗的思路与特色，发掘、总结其独到的诊治方法。此外，还根据医家不同情况，以适当方式选录部分反映医家学术思想与临证特色的医案。

九、"后世影响"部分，主要包括"学术影响与历代评价""学派传承（学术传承）""后世发挥"和"国外流传"等内容。其中，对医家的总体评价，重视和体现学术界共识和主流观点，在此基础上，有理有据地阐明新见解。

十、附以"参考文献"，标示引用著作名称及版本。同时，分册编写过程中涉及的期刊与学位论文，以及未经引用但能体现一定研究水准的期刊与学位论文也一并列出，以充分体现对该医家研究的整体状况。

十一、附以丛书全部医家名录，依照年代时间先后排列，以便查检。

十二、丛书正文标点符号使用，依据《中华人民共和国国家标准标点符号用法》（GB/T 15834-2011）。医家原书中出现的俗字、异体字等一律改为简化正体字，个别不能对应简化字的繁体字酌予保留。

《中医历代名家学术研究丛书》编委会

2016 年 9 月

内容提要

　　皇甫谧，幼名静，字士安，自号玄晏先生，生于东汉建安二十年（215），卒于西晋太康三年（282），安定朝那（今甘肃灵台县）人，是中国历史上的著名学者，在文学、史学、医学诸方面都卓有建树。他以编撰《针灸甲乙经》闻名于世，为中医学史上著名的针灸学家，其构建的针灸诊疗理论体系，为针灸学术发展奠定了坚实的基础。本书内容包括皇甫谧的生平概述、著作简介、学术思想、临证经验、后世影响等。

　　皇甫谧，幼名静，字士安，自号玄晏先生，生于东汉建安二十年（215），卒于西晋太康三年（282），安定朝那（今甘肃省灵台县）人，是中国历史上的著名学者，在文学、史学、医学诸方面都卓有建树；以编撰《针灸甲乙经》而闻名于世，为中医学史上的著名针灸学家；其构建的针灸诊疗理论体系，为针灸学术发展奠定了坚实的基础，对后世产生了深远的影响。

　　现代以来有关皇甫谧的著作共计29部，论文集1部。其中，综合性著作6部、小说1部、皇甫谧著作集3部、校注19部。

　　经中国知网（CNKI）检索，有关皇甫谧的学术论文，自1955年至2013年共122篇，多为讨论医学方面的内容，亦有探讨文史方面内容。对《针灸甲乙经》基本内容的研究，在训诂、校勘、翻译等方面已做了比较深入的工作，但对《针灸甲乙经》在理论和应用方面的挖掘工作还远远不够，有价值的研究文献数量有限。《针灸甲乙经》中不仅包括《内经》的内容，还保存了《明堂腧穴针灸治要》的大量腧穴内容，其中蕴含的丰富用穴经验具有重要的参考价值，是该书中极为宝贵的部分，而正是这方面的研究工作极为不够。从内容上来看，缺乏细致的统计整理，从整体上探索其用穴规律和理论根据等系统性研究、对用穴特点的研究也还不够全面和深入。因此本书从历史文化背景出发，分析皇甫谧的人文精神，结合《针灸甲乙经》的深度挖掘，从立体的角度进行深入的研究。

全书在充分研读《针灸甲乙经》的基础上，重在系统整理、归纳其主要学术思想，全面总结、提炼其学术特色与学术成就，着力发掘其具有代表性、原创性的理论和学说，分析其学术思想产生的根源。此外，为了更好地了解皇甫谧，对其生平、社会文化背景、后世影响均做了简要介绍，这些都是作为理解其学术思想的背景知识。

本项研究所依据的《针灸甲乙经》版本是：皇甫谧的《针灸甲乙经》，选用人民卫生出版社 1956 年明刻医统正脉影印本；参考张灿玾、徐国仟《针灸甲乙经校注（上、下）》（人民卫生出版社，1996）和黄龙祥的《黄帝针灸甲乙经（新校本）》（中国医药科技出版社，1995）。本书的主要参考文献，有正式出版的学术著作、公开发表的期刊论文、学术会议论文等。

在此衷心感谢引用文献的作者以及支持本项研究的各位同仁！

陕西中医药大学　田丙坤

2015 年 6 月

目录

皇甫谧

生平概述

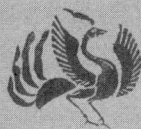

一、时代背景 🦩

（一）社会背景

1. 社会动荡不安

皇甫谧曾多次拒绝魏晋政府请他出仕，隐逸一生研习医药及史学、文学等。究其原因，一方面在于认识到身体是根本，医学有大用。正如其所云："夫受先人之体，有八尺之躯，而不知医事，此所谓游魂耳。若不精通于医道，虽有忠孝之心，仁慈之性，君父危困，赤子涂地，无以济之，此固圣人所以精思极论，尽其理也，由此言之，焉可忽乎？"皇甫谧认为，要尽忠孝之心，行仁慈之德，就必须精通医道，因而倡导读书人读医书。史载晋代之后的士大夫"莫不知医"，许多名家都把"治世"和"治人"摆在同等重要的位置。皇甫谧苦读医书，习览经方，手不辍卷，遂尽其妙，编撰成针灸学巨著《针灸甲乙经》。

另一方面，对皇甫谧的选择起着决定性作用的原因，应该说是当时的社会动荡与政治黑暗。由皇甫谧家族的背景看，皇甫氏族最大的官——皇甫嵩，曾做过汉朝的太尉，另外，还有数人做过将军。然而，由于不适应官场的作派，不是遭奸人排挤，就是被宦人暗算，最后都愤然而起，回归故里闲居。皇甫谧自出生到50岁之间，社会动荡、权力更迭。所以，远离官场和浮华生活，归隐田园山林是他无奈的选择，甚至是他试图保全自己性命以及家族安全的生存底线。社会黑暗与动荡是民族的灾难，更是广大知识分子的劫数。然而，从另一个角度来看，也是孕育和生产隐士的温床。

从皇甫谧 40 岁回归本家之后，到他临终前的 25 年中，不计其数地变换方法和理由，拒绝朝廷的任命。《高士传》中有一则高士的故事：当年，尧想把帝位让给许由，许由不但拒绝，且连夜逃到箕山隐居起来。尧以为许由谦虚，便派人再次请他受命。不料许由非常反感，立即跑到颍水边，捧水洗耳窍。许由的好友巢父这时正牵牛饮水，便问许由。许由讲了事情经过后说："我听到了这样不干净的话，因此清洗耳朵。"巢父听后冷笑："哼，谁让你名声外露，现在惹上麻烦，还洗什么耳朵，难道不怕弄脏水？我不能让这水弄脏牛的嘴。"说罢，牵牛向上游走去。皇甫谧在《高士传》中选录了 96 位上古高士：庄周居榜首，孔丘与孟珂、屈原和司马迁都未载入。一千年后，有人编撰了一部《续高士传》，皇甫谧入选其中。

2. 服散之风盛行

公元 3 世纪至 6 世纪末的 300 年间，一般称为六朝时期。这一时期的服石活动虽然也涉及多种矿物药，但其最突出的特点是服散之风的盛行。

任何一种科学研究活动总是以当时盛行的思想理论为依据，所以不同的时代孕育了具有不同理论特点的学术体系。服石炼丹活动兴起于汉代，除不可避免地受到早已渗入多种学术领域的阴阳五行理论的影响外，还以汉代盛行的不死观念、神仙学说、物性互渗意识等作为重要的思想基础。六朝时期形成的具有广泛社会影响的"服散"风习，则有赖于魏晋玄学和重阳观念构成的文化背景。

人们习称的"服散"，是指服"寒食散"而言的。"寒食散"的名称来自服药后的节度方法，凡服后须寒饮、寒食、寒卧将息的方药，都称之为"寒食散"，因而"寒食散"并不是某一具体方剂的特指，而是一类方药的泛称。

"寒食散"的来源，可以追溯到东汉时代。最早注明"宜冷食"将息的"侯氏黑散"和最早直呼"寒食"的"紫石寒食散"，都首载于《伤寒杂病论》中，所以皇甫谧得出"寒食草石二方出自仲景"的结论。魏、晋时期，在仲景方的基础上又衍生出"五石更生散""五石护命散""三石更生散""靳邵散""五石肾气散""三石肾气丸"等多种方剂，这些方剂虽然都曾被当作"大药""上药"服用，但其中最著名的却是"五石更生散"和"五石护命散"，所以"寒食散"和"五石散"几乎成了完全等同的概念。

六朝人为什么服散？是个值得讨论的问题。有人认为，服食"寒食散"者，在名义上多称治病强身，而实际上是济其嗜欲，肯定没有借此成仙的企图。这种观点影响深远，以致在很多人的印象中，"五石散"只是一种房中药，其实这种观点带有很大的片面性。综合古代文献记载，做些深入的分析，就会发现六朝人服散的目的大致有三个方面，以主次为序排列，则是补虚、长寿、增强性功能。

皇甫谧的《论寒食散方》，是考察服散可以依据的最早文献。他说："近世尚书何晏，耽声好色，心加开朗，体力转强，京师翕然，侍以相授，历岁之困，皆不终朝而愈。"何晏耽声好色，实有可征，但他服"寒食散"未必为了济其嗜欲。以上引文只能这样理解：何晏贪欲过度，以致精神萎顿，身体虚羸，服"寒食散"后，精神转佳，体力转强，因而京师翕然相从，每每多获良效。十分明显，"寒食散"开始就被用来补虚，也是以强壮剂行世的。

从广义来讲，服散补虚也可算作治病，但"寒食散"不是被当作具有特异疗效的药物用于某些特定疾病的治疗，而是作为高级补药被人们自觉地用来强壮身体。余嘉锡的《寒食散考》罗列了50余个六朝服散事例，读过此文的人定会对这一点有较深的理解。

服"寒食散"的另一目的是延年益寿。秦承祖说："夫寒食之药，故实制作之英华，群方之领袖，虽未能腾云飞骨，练筋易髓，至于辅生养寿，无所与让。"《千金翼方》论"五石护命散"功效说："能久服则气力转强，延年益寿。"《医心方》引《释慧义论》说："五石散者，上药之流也，良可以延年养命，调和性理，岂直治病而已哉？"在人们印象中，能使弱者复壮的药物自然可使壮者延年，所以无病之人服"寒食散"多是用作延年药。隋人江总在《姬人怨散诗》中云："薄命夫婿好神仙，逆愁高飞向紫烟，金丹欲成犹百炼，玉酒新熟几千年。"在这首诗里，"寒食散"竟被当作和金丹等同的仙药了。

"寒食散"用于房中的记载极少见，前人根据何晏耽于声色，服后觉神情开朗，而认为"寒食散"是被用作房中药，至于更可靠的记载尚未寻得。不过《诸病源候论·消渴病诸候》中的"强中候"条下记载："强中病者，茎长兴盛不萎，精液自出，是由少服五石，五石热住于肾中，下焦虚。"从这一记述可知，"寒食散"很有可能被当作房中药。唐代孙思邈也在《备急千金要方》开篇的卷一就说："有贪饵五石，以求房中之乐。"由此也可以知道，魏晋名士们纷纷服食的"五石散"或者叫"寒食散"，至少到唐代以前，也的确是被当作房中药，也就是春药和壮阳药来使用的。

房中、行气、服食，可谓古人养生三端。把房中和服食结合起来，也是十分自然的。

六朝时期以不同目的服"寒食散"的人，遍见于中上层社会。帝王如拓跋珪，臣僚如裴秀，僧侣如释慧远，医生如皇甫谧，妇人如王羲之姊妹，小儿如嵇康男婴，都曾服用过"寒食散"，当时服散风气之盛，由此已可想见，在此不具体阐述。

皇甫谧体质不佳，一生被病魔缠绕，加上过量服用"与性相忤"的寒食散，身体更加孱弱，曾不堪病苦，欲叩刃自杀。因亲受服石之害，遂作《论寒食散方》2卷，力贬服石的陋习，可惜未流传下来，仅有部分内容保存在《诸病源候论》及日人《医心方》中。42岁时又患风痹病，兼苦耳聋，缠绵百日方得治愈。因患病期间感受医生们学术浅薄，寻求古训之不易，遂自己立志研究医药，搜求古典医籍，遥宗古人妙术。

（二）文化背景

1. 魏晋玄学思潮滥觞

魏、晋玄学的基本特征是"儒道兼综"，玄学家们研究的著作主要是《老子》《庄子》和《周易》，即《颜子家训·勉学》篇所谓"《老》《庄》《周易》，总谓三玄"。然而三玄的核心是老庄而不是《周易》，甚至玄学家们解释《周易》也采老庄之说，形成了魏、晋易学的一大特点。所以玄学之风的兴起，实际上导致了道家思想的流行，当时一些名流学士纷纷为《老》《庄》作注，老庄的清静无为、逍遥遁世的思想得到了广泛的传播，这使不少社会上层人士淡漠于政治纷争，转志于养生保健，只追求逍遥自得，正如嵇康所说："采薇山阿，散发崖岫，永啸长吟，颐性养寿"，"浊酒一杯，弹琴一曲，志愿毕矣！"很明显，服散作为"颐性养寿"的手段之一，随着道家思想的流行，日益为更多的人所采用。

据《晋书》卷五十一《皇甫谧传》，皇甫谧虽对政治相当关心。《三国志》卷九"曹真传附曹爽传"注，引《汉晋春秋》记载皇甫谧梦曹爽被诛及醒后对邑人评测政局事。《晋书》本传载他因朝廷绝聘士之礼币事感慨"政之失贤"。若他对政治不闻不问，断然不介入，自不会有如此行为。但他隐居著述，撰《高士传》《逸士传》《帝王世纪》等，大概有"隐居放言"的意图。最能说明其隐逸观念的当是他在《高士传》中对汉魏之际隐者焦先的论述。《三国志》卷十一"管宁传"注引《高士传》中提到焦先"见汉室衰，乃自绝不言。及魏受禅，常结草为庐于河之湄，独止其中"。这是同传注引《魏略》所未载的。这说明皇甫谧认为焦先之隐与汉魏政治大变动尤其是禅代密切相关，皇甫谧设问自答"焦先何人"，对焦先做出高度评价。为便于论述，兹摘引如下：

今焦先弃荣味，释衣服，离室宅，绝亲戚，闭口不言，旷然以天地为栋宇，暗然合至道之前，出群形之表，入玄寂之幽，一世之人不足以挂其意，四海之广不能以回其顾，妙乎与夫三皇之先者同矣。结绳已来，未及其至也，岂群言之所能仿佛，常心之所得测量哉！彼行人所不能行，堪人所不能堪，犯寒暑不以伤其性，居旷野不以恐其形，遭惊急不以迫其虑；离荣爱不以累其心，损视听不以污其耳目，舍足于不损之地，居身于独立之处，延年历百，寿越期颐，虽上识不能尚也。自羲皇已来，一人而已矣！

在此焦先被描述为一遗形无情而长寿的高士，与庄子笔下的神人颇有相似之处。《庄子·逍遥游》云："之人也，之德也，将旁礴万物以为一，世蕲乎乱，孰弊弊焉以天下为事！之人也，物莫之伤，大浸稽天而不溺，大旱金石流、土山焦而不热。是其尘垢秕糠，将犹陶铸尧舜者也，孰肯以物为事。"

焦先尽可能摒绝人世生存的基本生理需要，从形体、精神上超脱尘世，寿过常人，这实是皇甫谧想象中的隐逸人物。可以说，《高士传》中的焦先形象反映了皇甫谧的补偿心理，也代表了其理想人格。《皇甫谧集》中《笃终论》云："吾年虽未制寿，然婴疢弥纪，仍遭丧难，神气损劣，困顿数矣。常惧夭陨不期，虑终无素。"惧死之心态且为疾所困、形神苦痛之状于此可见。当其为疾病纠缠时，必觉形体为累，甚至于欲自杀以除忧累。本传载他"初服寒食散，而性与之忤，每委顿不伦，尝悲恚，叩刃欲自杀"。在皇甫谧看来，正是疾病妨碍了他对理想人格的践履。《皇甫谧集》中《释劝论》云："故有独定之计者，不借谋于众人；守不动之安者，不假虑于群宾。故能弃外亲之华，通内道之真，去显显之明路，入昧昧之埃尘，宛转万情之形表，排托虚寂以寄身，居无事之宅，交释利之人。轻若鸿毛，重若泥沈，损之不得，测之愈深。真吾徒之师表，余迫疾而不能及者也。"其理想人格与前引他对焦先的描述颇相似。疾病缠身而惧死慕长生，故难以做到忘形忘情。皇甫谧认为，焦先做到了自己想做却做不到的事，故评价他为"自羲皇已来，一人而已矣"。由上看来，皇甫谧选择隐居不仕，不仅因耽道好学和疾病，更因欲成就一种立身于现世、超脱形骸、游精神于域表的理想人格。

可以说，西晋士人笔下的逸民或隐者重要的特征，是游心于外，超尘绝俗，精神极度自由，在自然中体悟大道，表现出一种玄学思潮影响下建构的新型人格。它与儒家入世、道家纯然出世不涉入世俗生活的理想人格不同，是一种涉世（立足于世俗生活）而精神自由的儒道结合的理想人格。在现实社会中，隐士（山林之隐或朝市之隐）都是这种理想人格的追求者和践履者。需要指出的是，尽管西晋士人屡屡表达对隐逸生活的向往，但真正付诸实践者不多。或者说，隐逸只是他们因政治斗争和社会动荡而产生的作为心理补偿的想象。

皇甫谧人称"书淫"，在那个风雨飘摇、世风虚浮的时代，贫病交加的他不慕名利，潜心向学，取得了学术上的丰硕成果。引导和支撑他的是他独到的人生观：淡泊名利，志存高远，安贫乐道，守柔自强，珍重生命，直面生死。这些人生智慧，至今对我们仍能有所启迪。

2. 独特的哲学社会史观

皇甫谧和中国古代的许多学者一样，并没有系统地探讨过自然界的本源，也没有留下过系统的专门论述。但从他著述中所表露的思想可以看出，皇甫谧的哲学观具有朴素唯物主义倾向和朴素辩证法的合理内核。具体体现在以下几个方面：

其一，朴素唯物论的气一元论。皇甫谧继承了先秦以来气一元论的唯物论观点，认为气是构成世界万物的根源。他说，天赋于生生之机，气所赋予的是物质基础，两相结合，万物才有化生之机。自然界万物多种多样，正是由于所受气不同而致。从四时气候变化来说，有春气、夏气、秋气、冬气；从自然现象来说，有风气、雷气、谷气、雨气等，正是这个"气"成为天地万物的原始物质基础。自然界是由气构成的，人作为自然界的一部分，也是禀气而成。两性之精气相结合后，产生了新的生命，而新生命随着形体的完备，也相应地具备了精神。可见，人的各种精神状况是随着物质器官的形成而出现的。

其二，朴素的辩证法思想。皇甫谧在坚持自然界是物质的，万物有共同的物质本原的同时，还提出气分阴阳，一切事物都是在阴阳二气的矛盾运动中发展变化的，从而出现事物的盛衰荣枯。在《针灸甲乙经》中，皇甫谧以阴阳这两个概念揭示事物相互依存、制约、转化的关系，指出阴阳相互依存，失去一方，另一方也就不存在了；阴阳又相互转化，寒极生热，热极生寒；阴阳之间相互制约，清阳之气下降为雨，要经过地之阴气的凝聚作用，浊阴之气上升为云，也要经阳气的蒸发作用，任何一方的变化，都要受到对方的制约。显然，皇甫谧已经看到了事物之间对立统一的变化规律，而这正是朴素辩证法的基本要素。以阴阳变化来揭示事物的发展变化，并非自皇甫谧始，先秦学者早就有所阐发。但皇甫谧作为一个既是思想家，又是医学家的学者，用大量人体例证来说明阴阳变化，就使得这一思想更为直观、充实，从而也就更具有科学说服力。

其三，精歇形散的无神论思想。皇甫谧从人也是禀气而生这一论点出发，进一步提出，两性精气结合而产生新生命，新生命随着形体的完备，也相应地产生喜、怒、悲、忧、恐等各种情感，产生记忆、思虑、认识等思维活动。因此，人的精神完全是随着物质器官的形成而出现的，离不开物质基础。一旦人死后，形体消亡，精神失去了依凭，当然也就不存在了。精歇神散，离开了肉体，就无所谓精神。皇甫谧还特别阐述了梦的产生，正确地指出了各种梦幻的出现并不是因为精神能脱离肉体而独立活动。只是或因某些外界因素的刺激，或是某些情绪变化没有消除，或是由于脏腑器官有病等原因，才使人睡卧不安而做梦。至于各人所做之梦不一样，则是由于所受刺激的因素不一样，或者有病的器官不一样。如肝有病者，就常在梦中发怒，与人争吵；睡前吃得过饱的人，则会梦到自己给别人送食物，所以做梦并不奇怪。精通医学的皇甫谧充分运用其医学知识，科学地分析了梦的产生原因，丰富了中国古代的无神论思想。

其四，进步的社会史观。皇甫谧认为，历史是人们自己创造的，朝代更替、国家兴衰，都是人的活动的结果。同时，人们创造历史必须遵循一定的规律，违背了客观规律，只能碰得头破血流，身败名裂，不论是治国还是治家，不论是治大还是治小，都是如此。皇甫谧还认为，社会历史是在不断发展和进步的，从远古时期的三皇五帝、夏禹、商汤、周文王直到秦汉魏晋，朝代的更替正表明了社会的进步，完全不必厚古薄今。如果说，重人事的观点是皇甫谧之前的许多思想家都已提及的，那么，强调人们创造历史必须遵循社会发展规律，强调一代胜于一代则是皇甫谧在历史观上高于其前人之处。

当然，皇甫谧也和封建社会中的许多唯物论者一样，他的唯物论思想还停留在朴素的、自发的阶段，还是不彻底的。例如，他在提出元气自然论的同时，有时又会加进一个非物质性的"德"，出现了二元论倾向；他虽然看到了事物的发展变化，但并没有能从根本上揭示事物发展变化的内在动因，致使他的唯物主义观点和辩证法思想都不够彻底。尤其是在社会领域中，他一方面强调人在历史进程中的作用，另一方面又提出天命的观点，认为历代王朝的兴衰盛亡都是天之历数，人世间的事总可以从上天显示的种种祥瑞灾异中得到预兆，似乎是天的意志决定人世的变化，从而给人们创造历史的活动抹上了一层浓郁的神学色彩，掉进了唯心史观的泥潭。皇甫谧这种矛盾的社会史观，有其深刻的根源，作为一名医生，他懂得治病绝不能靠上天显灵，必须尊重事实，对症下药，因此他重人事，强调遵循客观规律。作为一名儒学大师，他又深受东汉以来谶纬学说的影响，试图从祥瑞灾异中找到世间变化的预兆。

二、生平纪略

皇甫谧，字士安，幼名静，自号玄晏先生，安定朝那（今甘肃省灵台县）人，生于东汉建安二十年（215），卒于西晋太康三年（282），终年六十八岁。

皇甫谧出身于东汉名门世族，在其父时家道衰落。皇甫谧自幼过继给叔父，徙居新安（今河南渑池），40岁时才回到朝那故居，务农为生。后染风痹疾，卒于晋太康三年（282）。皇甫谧生活于三国时期，兵祸连接，民生艰难。曹魏政权自曹丕死后，大权渐落于司马氏之手，统治集团内部争权夺利，自相残杀。目睹这样的社会状况，使皇甫谧对仕途十分厌恶。景元初，司马昭进相位，征召皇甫谧等37人为官，36人应召，唯皇甫谧托疾不出，乡人亲友皆劝其应命，谧作《释劝论》明己志，剖白了自己"持难夺之节，执不回之意"。晋武帝司马炎即位后，又"频下诏敦逼不已"，皇甫谧上《草莽臣疏》，申述自己已"执专箕山"，要求晋武帝"犹当容之"，不要强迫他出仕。因此，皇甫谧至死都未曾出任官职，而以布衣学者结束了自己的一生。皇甫谧不恋仕途，尽心于学术研究，"耽玩典籍，忘寝与食"，以致被人称为"书淫"，他"博综典籍百家之言"，"唯以著述为务"，就是在身染风痹疾后，"犹手不辍卷"（房玄龄：《晋书·皇甫谧传》，中华书局1974年版），从而给后人留下了大量的著述，尽管今已十不存一二，但篇目可考的还有12种：包括史学5种、文集2种、历法1种、医书3种等。由此可知皇甫谧是魏晋之际一位博学多才的医学家、文学家与历史学家。

（一）先世及世系

对皇甫谧的先世，《晋书》本传仅言"汉太尉嵩之曾孙也"，余皆不载。现据有关资料，对其先世及世系略作梳理。

除《晋书》卷五十一《皇甫谧传》外，《北堂书钞》引臧荣绪《晋书》亦称皇甫谧"汉皇甫嵩曾孙"，《世说新语·文学》第68条刘孝标注引王隐《晋书》亦云"汉太尉嵩曾孙"。皇甫嵩，《后汉书》卷七十一有传，载其生平事略，称"皇甫嵩，字义真，安定朝那人，度辽将军规之兄子也，父节，雁门太守"。《书钞》引臧氏《晋书》又载其一轶事："皇甫嵩与贾逵同岁举计，至丞相府，曹公唯留嵩与言，良久便辞去，嵩知己亮直，不能随时，乃单车入蜀。"

《后汉书》卷七十一《皇甫嵩传》称皇甫嵩是"度辽将军规之兄子"，则规与节为兄弟，规为嵩之叔父。皇甫规，《后汉书》卷六五有传，云："皇甫规，字威明，安定朝那人，祖父棱，度辽将军，父旗，扶风都尉。"据此可知，皇甫旗为嵩之祖父，棱为其曾祖父。

《世说新语·文学》第68条刘注引王隐《晋书》又云："谧，字士安……祖叔献，灞陵令。父叔侯，举孝廉。"略具皇甫谧父、祖之名及仕而已，此外无考。

另外，《后汉书·皇甫嵩传》提及其一子坚寿，称"嵩子坚寿亦显名"，也不及叔献事。又按《晋书·皇甫谧传》传末云"子童灵、方回等尊其遗命"，并附方回传略。

综上所述，自汉至晋，皇甫谧家族世系大略可知：

皇甫棱—皇甫旗—皇甫节、皇甫规—皇甫嵩—皇甫叔献、皇甫坚寿—皇甫叔侯—皇甫谧—皇甫童灵、皇甫方回

（二）生平年谱考

根据《晋书·皇甫谧传》及相关史料，史星海对皇甫谧的生平年谱做

了考据。

1. 公元 215 年，皇甫谧生

《晋书》卷五十一《皇甫谧传》记载："皇甫谧，字士安，幼名静，安定朝那人。汉太尉嵩之曾孙也，出后叔父，徙居新安。"《世说新语》卷二《文学第四》注引王隐《晋书》："祖叔献，灞陵令。父叔侯，举孝廉。谧族从皆累世富贵。"嵩字义真，规之兄子；嵩子坚寿，献帝时拜侍中，以病辞。《后汉书》卷九十一有传。以太康三年卒年六十八推之，谧当生于本年。

2. 公元 231 年，皇甫谧未通经史

章宗源《隋书经籍志考证·卷十三》："《北堂书钞·武功部》：谧年十七，未通经史；编荆为盾，执技为戈……《太平御览》……学部云：十七年，余长七尺四寸……并引《元晏春秋》。"吴士鉴、刘承幹《晋书斠注》卷五十一："《御览》四百六十四《玄晏春秋》曰：予朴讷不好戏弄，口又有能戏谈。又六百七《玄晏春秋》曰：十七年予长七尺四寸，未通史书；与从姑子梁柳等和编荆为楯，执技为伐，分陈相刺，有若习兵。（又《御览》三百五十一引作：七年春王正月乙酉，予长七尺四寸矣。）"谧幼时各年号均无十七年，可能是指他本人十七岁。若作七年，也只有黄初七年，正月却无乙酉日。如果以青龙元年为太和七年，正月乙酉是二十四日，时谧十九岁，未知是否。《斠注》下文又引"母数谴予"一段，以为本传"年二十不好学"当即十七岁时事，倒有可能。

3. 公元 234 年，皇甫谧从席坦受书

《晋书》卷五十一《皇甫谧传》："年二十，不好学，游荡无度，或以为痴。尝得瓜果，辄进所后叔母任氏。任氏曰：'《孝经》云：三牲之养，犹为不孝。汝今年馀二十，目不存教，心不入道。无以慰我。'因叹曰："昔孟母三徙以成仁，曾父烹豕以存教。岂我居不卜邻，教有所阙，何尔鲁钝之甚也？修身笃学，自汝得之，于我何有？'因对之流涕。谧乃感激，就乡

人席坦受书，勤力不息。居贫，躬自稼穑，带经而农，遂博综典籍百家之言。"吴士鉴、刘承幹《斠注》："《御览》二十七皇甫谧《玄晏春秋》曰：余家贫，昼则惄于作劳，夜则甘于疲寐；以三时之务，卷帙生尘，箧不解缄；惟季冬末才得一旬学耳……又八百二十四《元晏春秋》曰：又好农桑种藏之事，且养鸡鹜园圃之事，憨不舍力焉。"《世说新语》卷二《文学第四》注引王隐《晋书》："谧乃感激，年二十余就乡里席坦受书。遭人而问，少有宁日。"章宗源《隋书经籍志考证》卷三《帝王世纪》："又谧言封帝挚于高辛氏，本于东海卫宏所传。（二语见《御览皇亲部》。）卫宏从杜林受古文《尚书》，谧得其传，则不徒资诸梁柳矣。"

4. 公元240年，皇甫谧作《礼乐圣真论》，始著《帝王世纪》及《年历》

《晋书》卷五十一《皇甫谧传》："沈静寡欲，始有高尚之志，以著述为务。自号玄晏先生，著礼乐圣真之论……又撰《帝王世纪》《年历》。"《文选》卷四十五《三都赋序》李善注："谧自序曰：始志乎学，而自号玄晏先生。玄，静也；晏，安也；先生，学人之通称也。"《隋书》卷三十三《经籍志》二："《帝王世纪》10卷，皇甫谧撰，起三皇，尽汉魏。"孔颖达《尚书·尧典疏》："又《晋书·皇甫谧传》云：姑子外弟梁柳边得古文《尚书》，故作《帝王世纪》，往往载孔传五十八篇之书。"王鸣盛《十七史商榷》卷三："《帝王世纪》，谧恣意妄造以欺世；所说世系纪年，亦皆以意为之；几于无一可信，幸其书已亡。"又卷四十八："颖达所据，似别是一种《晋书》……古文《尚书》惟郑氏康成所传者，系孔壁真本。唐人作疏之本并《孔传》，则谧所造托名于孔者。"章宗源《隋书经籍志考证》卷三："《玉海》书目曰：晋正始初，安定皇甫谧以汉纪残缺，博案经传，旁观百家，著《帝王世纪》，并《年历》，合十二篇，起太昊帝，讫汉献帝……《御览皇王部》引高贵乡公为成济所害，陈留王就国治邺，正符《隋志》尽汉魏之语，宋人书目谓讫汉献帝误也。"又："《年历》六卷，皇甫谧，《隋志》不著录，见《唐志》。"姚振宗《隋书经籍志考证》卷十三："按正始为魏齐王芳年号，此称晋正始者，犹《汉书叙例》称魏建安也。或是泰始之误。"正始之说，与本传"以著述为务"合，那还在得风痹疾之前。不过脱稿或在泰始间，所以言及陈留王事。《贾谧传》谓"朝廷议立晋书限断，中书监荀勖谓宜以魏正始起年"，可证《玉海》称"晋正始"非无据。

5. 公元 248 年，皇甫谧得风痹疾，习医，作《玄守论》

《晋书》卷五十一《皇甫谧传》："后得风痹疾，犹手不辍卷。或劝谧修名广交，谧以为非圣人孰能兼存出处；居田里之中亦可以乐尧舜之道，何必崇接世利事官鞅掌，然后为名？作《玄守论》以答之曰……遂不仕，耽玩典籍，忘寝与食，时人谓之书淫。或有箴其过笃，将损耗精神。谧曰：'朝闻道，夕死可矣，况命之修短分定悬天乎？'"吴士鉴、刘承幹《斠注》："《御览》七百二十二引《晋书》曰：后得风痹疾，因而学医，习览经方，手不辍卷，遂尽其妙。案所引非本书，盖诸家逸书也。"汤球《九家旧晋书辑本》录入臧荣绪《晋书》卷九。谧于泰始三年上疏，有"久婴笃疾，躯半不仁，右脚偏小，十有九载"的话，则得病当始于本年。

6. 公元 254 年，皇甫谧遭后母丧，还本宗

《晋书》卷五十一《皇甫谧传》："叔父有子既冠，谧年四十，丧所生后母，遂还本宗。城阳太守梁柳，谧从姑子也，当之官。人劝谧饯之，谧曰'柳为布衣时遇吾，吾送迎不出门，食不过盐菜。贫者不以酒肉为礼。今作郡而送之，是贵城阳太守而贱梁柳，岂中古人之道？是非吾心所安也。'"汤球《九家旧晋书辑本》载皇甫谧《自序》："士安每母病，辄推燥居湿，以袷易单。"（严可均《全晋文》卷七十一作"士安每病，母辄推燥居湿，以视易单。"金泽文库本《太平御览》卷七百三十九引谧《自序》："士安每病，母辄燥居湿，以复易单。"）

7. 公元 256 年，皇甫谧服寒食药中毒，自杀未果。魏郡召上计掾，举孝廉，皆不行。撰《针灸甲乙经》及《论寒食散方》

《晋书》卷五十一《皇甫谧传》："时魏郡召上计掾，举孝廉……皆不行……初服寒食散，而性与之忤，每委顿不伦。尝悲恚叩刃欲自杀，叔母谏之而止。"谧于泰始三年上疏，有"服寒食药，违错节度，辛苦荼毒，于今七年；隆冬裸袒食冰，当暑烦闷加以咳逆；或若温虐，或类伤寒，浮气流肿，四肢酸重"的话，则中毒自杀当在本年。郡举不行，不知在何时，但必在 40 岁还宗以后，49 岁相国辟以前，故假定在本年前后。此次不仕的主因恐是病情加重。

《隋书》卷三十四《经籍志》："《黄帝针灸甲乙经》十卷，音一卷，梁十二卷……梁有……《皇甫谧曹翕论寒食散方》一卷，亡……《皇甫士安依诸方撰》一卷。"《四库总目》卷一百三《针灸甲乙经提要》："晋皇甫谧撰……皆论针灸之道。《隋书经籍志》……不著撰人姓名。考此书首有谧自序称：《七略》《艺文志》：《黄帝内经》十八卷，今有《针经》九卷，《素问》九卷；十八卷，即《内经》也。又有《明堂孔穴针灸治要》，皆黄帝岐伯选事也；三部同归，文多重复，错互非一。甘露中，吾病风，加苦聋。百日方治，要皆浅近。乃撰集三部，使事类相从，删其浮词，除其重复，至为十二卷，云云。是此书乃裒合旧文而成，故《隋志》冠以黄帝；然删除谧名，似乎黄帝所自作，则于文为谬。《旧唐书经籍志》称《黄帝三部针经》十三卷，始著谧名；然较梁本多一卷，其并音一卷计之欤？《新唐书艺术志》即有《黄帝针灸甲乙经》十二卷，又有《皇甫谧黄帝三部针经》十三卷；兼袭二志之文，则更之误矣。"姚振宗《隋书经籍志考证》卷三十七："《魏志武文世王公传》：武帝二十五男，东平灵王微正始三年薨。子翕嗣。臣松之案：翕入晋封廪邱公……翕撰《解寒食散方》，与皇甫谧所撰并行于世。黟县俞正燮《癸巳存稿》曰：《通鉴》注言《寒食散》始于何晏；又云炼钟乳朱砂等药为之，言可避火食，故云寒食；言服者食宜凉，衣宜薄；惟酒微温饮，非不火食。其方汉张机制，在《金匮要略》中；发解制度，备见隋巢元方《诸病源候》卷六所载皇甫谧语。皇甫谧深受其毒，故知之最详。"又："此依诸方撰1卷与前所载《虞邱公论》二卷，即梁有之二卷，实未亡也。"秦荣光《补晋书艺文志》卷三又著录《集内经仓公论》。谧病风痹始于正始末，《针灸甲乙经自序》所谓甘露中加苦聋，恐即指本年中毒事，因为在六月以前乃是甘露五年。

8. 公元 263 年，皇甫谧不就相国辟

《晋书》卷五十一《皇甫谧传》："景元初相国辟，皆不行。"司马昭于本年十月始受相国之命，谧被辟当在其后，已是景元末了。

9. 公元 265 年，皇甫谧作《释劝论》

《晋书》卷五十一《皇甫谧传》："其后乡亲劝令应命，谧为《释劝论》以通志焉，其辞曰：'相国晋王辟余等三十七人。及泰始登禅，同命之士莫不毕至，皆拜骑都尉，或赐爵关内侯，进奉朝请，礼如侍臣。唯余疾困，不及国宠……'"司马炎于本年十二月十七日篡位。

10. 公元 267 年，皇甫谧作《让征聘表》

《晋书》卷五十一《皇甫谧传》："其后武帝频下诏敦逼不已，谧上疏自称草莽臣曰……谧辞切意至，遂见听许。"事在举贤良方正之前"岁余"，故知作于本年。表中言及久婴笃疾十九年，中毒七年，都可由此上推。

11. 公元 268 年，皇甫谧举贤良方正，不起

《晋书》卷三《武帝纪》："四年……十一月……己末诏王公卿尹及郡国守相举贤良方正直言之士。"自表就帝借书，帝送一车书与之。谧虽羸疾，而披阅不息……济阳太守蜀人文立表以命士有赘为烦，请绝其礼币，诏从之。谧闻而叹曰："亡国之大夫不可以图存，而以革历代之制，其可乎？夫束帛戈戈，易之明义，玄而之赘，自古之旧也。故孔子称夙夜强学以待问，

席上之珍以待聘，士于是乎三揖乃进，明致之难也。一让而退，明去之易也。若殷汤之于伊尹，文王之于太公，或身即莘野，或就载以归。惟恐礼之不重，岂吝其烦费哉？且一礼不备，贞女耻之，况命士乎？孔子曰：赐也，尔爱其羊，我爱其礼。弃之如何！致之失贤，于此乎在矣。'"《世说新语》卷二《文学第四》注引王隐《晋书》："武帝借其书二年，遂博览。"己未为二十七日。

12. 公元 276 年，皇甫谧不就太子中庶子

《晋书》卷五十一《皇甫谧传》："咸宁初，又诏曰：'男子皇甫谧沈静履素，守学好古，与流俗异趣。其以谧为太子中庶子。'谧固辞笃疾。"吴士鉴、刘承幹《斠注》："《书钞》六十六引《晋起居注》作：武帝咸宁二年诏曰《御览》二百四十五《翰苑新书前集》六，均引作元年。"卷三《武帝纪》有："二年……十二月处士安定皇甫谧为太子中庶子"的记载，恐以二年为是。

13. 公元 277 年，皇甫谧不就议郎及著作郎

《晋书》卷五十一《皇甫谧传》："帝初虽不夺其志，寻复发诏征为议郎，又召补著作郎……并不应。"《文选》卷四十五谧《三都赋序》李善注引臧荣绪《晋书》："又辟著作，不应。"事在辞中庶子及辞功曹之间，故系于本年。

14. 公元 278 年，皇甫谧辞司隶校尉功曹之命，作《笃终论》以明志

《晋书》卷五十一《皇甫谧传》："司隶校尉刘毅请为功曹，并不应。著论为葬送之制，名曰《笃终》……而竟不仕。"据万斯同《晋将相大臣年表》，毅于本年为司隶校尉。

15. 公元 282 年，皇甫谧卒

《晋书》卷五十一《皇甫谧传》："太康三年卒，时年六十八。子童灵，方回等遵其遗命……门人挚虞、张轨、牛综、席纯皆为晋名臣。方回

少遵父操，兼有文才。永嘉初博士征不起，避乱荆州……刺史陶侃礼之甚厚……王敦遗从弟廙代侃……廙大行诛戮以立威，以方回为侃所敬，责其不来诣己，乃收而斩之，荆土华夷不流涕。"

（三）籍贯的考证

皇甫谧的学术成就和历史地位，受到医史学界崇高的评价。但是，对其祖籍安定朝那的地理位，置至今仍是众说纷纭。

目前，对皇甫谧籍贯的不同说法主要有三说：一为甘肃平凉灵台说。此说历史最为悠久，也是传统说法。如从《元丰九域志》记载灵台有皇甫谧墓算起，已有900多年的历史了。自从20世纪50年代陈邦贤在《中国医学史》中提出"皇甫谧，西晋安定朝那人（今甘肃省灵台县朝那镇）"以来，多数作者竞相引用此说。二为甘肃平凉西北说。三为宁夏固原说。之所以有上述不同观点，实际上是由于对《晋书》记载的皇甫氏的郡望——"安定朝那"及其相关问题的看法不同而引起的。

《晋书·皇甫谧传》："皇甫谧，字士安，幼名静，安定朝那人，汉太尉嵩之曾孙也。出后叔父，徙居新安。"这条记载很明确，皇甫谧为"安定朝那人"。《后汉书·皇甫嵩传》记载嵩为后汉安定朝那人。皇甫谧的祖父皇甫叔献当过霸陵令，父亲皇甫叔候举孝廉。《晋书》记载他们均为安定朝那人。医史学界对于皇甫谧祖籍是安定朝那这一点没有争议。

上引文中所说的"汉太尉嵩"即皇甫嵩，事见《后汉书》本传。传谓"皇甫嵩字义真，安定朝那人，度辽将军规之兄子也。父节，雁门太守……初举孝廉、茂才。太尉陈蕃、大将军窦武连辟，并不到。灵帝公车征为议郎，迁北地太守。"皇甫嵩后因镇压黄巾军功高位显，威震天下，官至车骑将军，并拜太尉，病卒后赠骠骑将军印绶等。民间甚至有"天下大乱兮市为墟，母不保子兮妻失夫，赖得皇甫兮复安居"的歌谣，可见其当时的影响之大。

《汉书·地理志》安定郡条下颜师古注曰："武帝元鼎三年置。"这就是说安定郡置于汉武帝时期。其郡下辖21县，曰高平、复累、安俾、抚夷、朝那、泾阳、临泾、卤、乌氏、阴密、安定、参峦、三水、阴槃、安武、祖历、爰得、眴卷、彭阳、鹑阴、月支道。以上除安定郡治高平为今宁夏固原之外，包括朝那在内的多数县治的确切地点实际上还是有待于进一步考察的。但根据近些年来的调查及文献记载来看，上述21县绝大多数分布于今甘肃陇东等地区，少数应在今宁夏固原境内。至于近年来，有些学者以宁夏固原彭阳县古城镇出土的"朝那鼎"为重要依据，确定古城镇为西汉朝那县治，未免失之偏颇。因为一个通高只有23公分的小鼎，无疑是一个可以四处移动的文物，何况其上面阴刻的县名除朝那之外，还有乌氏。其铸造的地点实际上是不明确的。此外，常被用来证明西汉朝那在今宁夏固原彭阳的文献，均较晚出，特别是把近些年来所修的方志、辞书、历史地图册等作为依据，就更加显得苍白无力了。至东汉时期，安定郡及其属县均发生了很大变化。晋司马彪《续汉书·郡国志》安定郡记安定郡辖县八，曰临泾、高平、朝那、乌枝、三水、阴盘、彭阳、鹑觚。由此可知，东汉安定郡辖县比西汉竟减去13县之多，可见东汉安定郡的范围大大缩小了。此外，还有一个重要变化是郡治不在原来的高平（宁夏固原）而改治临泾（今甘肃镇原县南）了。这就是说东汉时的安定郡治已不在宁夏固原境内而南徙至今甘肃陇东。至于其郡一些易受羌人攻略的属县，特别是萧关（在今甘肃平凉北）之外的属县，不是内徙合并，就是被羌人占领了。此时朝那县也应内徙了。

东汉时安定郡的内徙和缩小，实际上是与其西北边地羌人的强大而密切联系的。《后汉书·西羌传》记载的很清楚，其文曰："羌既转盛，而二千石、令、长多内郡人，并无守战意，皆争上徙郡县以避寇难。朝廷从之，遂移陇西至襄武，安定徙美阳，北地徙池阳，上郡徙衙。百姓恋土，不乐去旧，遂乃刈其禾稼，发彻室屋，夷营壁，破积聚。时连旱蝗饥荒，而驱跋劫略，流离分散，随道死亡，或弃捐老弱，或为人仆妾，丧其太半。"这次内徙，郡县并举，变动更大，安定郡徙于美阳。美阳在今陕西武功县北，距离长安已近在咫尺了。《资治通鉴》系此事为东汉安帝永初五年，内容相同，故不赘引。

《后汉书·西羌传》又载："（汉顺帝永和）五年夏，且冻、傅鸡种羌等遂反叛，攻金城，与西塞及湟中杂种羌胡大寇三辅，杀害长吏……于是复徙安定居扶风，北地居冯翊，遣行车骑将军执金吾张乔将左右羽林、五校士及河内、南阳、汝南兵万五千屯三辅。"《后汉书·顺帝纪》记此事更具体，其说"（永和六年）冬十月癸丑，徙安定居扶风，北地居冯翊。"此时，东西羌联合，已威胁到长安附近的三辅之地。安定郡又被"复徙"置于三辅之一的扶风境内。至于远离长安的西北边地，特别是宁夏固原地区，至少在第二次内徙后就被羌人占领了。换言之，东汉时的安定郡不但内徙，而且内徙了三次，即一徙临泾（今甘肃镇原），二徙美阳（今陕西武功），再徙扶风（今陕西西安附近）。《续汉书·郡国志》中记载的安定郡还有八县的情况，应为反映的是东汉早期的情况，即安帝永初五年（111）之前羌人还没有占领安定郡及其属县的情况。

上文已经提到，安定郡的第二次内徙，是"徙郡县以避寇难"，在朝廷的一声令下，对于那些因恋土不愿内徙的百姓，连房屋都被扒掉了。可见这次内徙是很彻底的。试想，在其他郡县都被内徙的情况下，朝那县为什么还要孤悬于北疆一隅呢？所以那种认为朝那县从建县一直到皇甫谧时代一直未有迁徙的观点肯定是不能成立的。那么朝那县迁于何地呢？很遗憾，早期文献（两汉书）没有直接记载。

《后汉书·皇甫规传》又载："延熹四年秋，叛羌零吾等与先零别种寇钞关中，护羌校尉段颎作征。后先零诸种陆梁，覆没营坞。规素悉羌事，志自奋效，乃上疏曰：'自臣受任，志竭愚钝……今猾贼就灭，太山略平，复闻群羌并皆反逆。臣生长邠岐，年五十有九，昔为郡吏，再更叛羌，豫筹其事，有误中之言。臣素有固疾，恐犬马齿穷，不报大恩，愿乞冗官，备单车一介之使，劳来三辅，宣国威泽，以所习地形兵执，佐助诸军。'"这里，皇甫规以自己年已五十九岁，自幼生长在邠岐之间，曾在这一带担任过郡吏，熟悉关中地形为理由，上疏朝廷，请求朝廷让其回三辅地区领兵，平定羌乱。上文中提到的邠，在今陕西邠（彬）县一带，与甘肃灵台县接壤；岐，即陕西岐山，距灵台很近。

今灵台县独店镇张鳌坡有皇甫谧墓，20世纪60年代经甘肃省文物普查队试掘之后，根据历代文献记载确定为皇甫谧墓。关于皇甫谧墓最早见之于文献者为宋王存的《元丰九域志·附录》，其录泾川条下载："川曰泾、汭，（有）皇甫士安读书台。灵台，古密须国之地，《汉地理志》云：密人之国，（有）密康公墓。皇甫士安冢。"《元丰九域志》来源于唐代《十道图》，是北宋王存、曾肇、李德刍等共同编撰的一部官修地理书。由于其书所载过于简略，绍圣四年（1097）黄裳又辑录各地山川、民俗、物产、古迹等等，以补其缺。书中遂有"古迹"一门。由此可见，自明以来的历代《灵台县志》中有关皇甫谧墓的记载并非空穴来风。近有人怀疑此墓是否为皇甫谧墓，有人说其应为其衣冠冢，更有人武断地说是古人在造假等。但依笔者看来，在900年前的宋代，人们可能还没有如此强烈的"争名人"意识。既如此，古人为什么偏要在灵台造一个假的皇甫谧墓呢？退一步讲，如果是衣冠冢，古人为什么要在灵台修皇甫谧的衣冠冢呢，这不是从另一个方面说明灵台与皇甫谧有着千丝万缕的关系吗？此外，灵台、泾川许多有关地名、民俗、民间传说等等，更是不能轻易否定的。因为这类文化积淀更为珍贵，因为其几乎是不受外界干扰的。据朱建唐先生调查，张鳌坡附近还有当地老乡世代相传的"皇甫书室"遗迹，有皇甫谧曾经耕耘稼穑过的"皇家坪"、皇甫谧读书台和"皇家湾"等地名。当地老乡世代相传皇家湾曾出过一个"针灸大夫"，人称皇甫先生。此外，灵台县朝那镇社古村有一古城遗址。现村民大多依据而居，城虽破坏严重，但轮廓仍依稀可辨。城墙为夯土筑城，遗址有汉代以前陶片、碎瓦之类。说明此古城应筑于东汉。离城三华里处有一小村，叫皇甫湾。当地人世代传说，皇甫谧即出生于此。附近还有一颇具规模的古墓群，墓中曾出土有汉代钱币、铜镜等文物，附近还有车头坡、歇马店、皇甫岭等地名，当地文史工作者均认为其应与皇甫谧有关。还有灵台邻县泾川县在北朝时期曾是皇甫家族的重要集聚地。北魏胡太后（今泾川人）生母为皇甫氏，其舅皇甫佼、皇甫度（曾封安定县公）等都为北魏重臣。现存于泾川县的《南石窟寺之碑》阴载有"安定皇甫慎""安定皇甫恂"及庙会活动等。《敕赐嵩显寺碑记》载有"别驾从事皇甫轨，字文则，安定人"，"平凉太守朝那县皇甫□，字文远，安定人"。北魏时期的安定城，在今泾川水泉寺一带。今泾川县（在历史上有时泾川辖灵台或合县）址在明代旧名皇甫店，距此不远的完颜村旧名皇甫头，其地还有皇甫庙等。以上这些历史长河中的这类文化积淀，往往包含着真实的历史，其信息量有时甚至超过某些文字记载。

总之，以上事实均说明今灵台及其邻县泾川在历史上曾是皇甫家族的集聚地区，这种情况与皇甫规说自己生长于邠岐一带非常接近。

众所周知，魏晋南北朝以来的世家大族，多数形成于东汉，至于被视为陇右巨姓的皇甫氏，实际上是从东汉晚期的皇甫规、皇甫嵩二人才开始显贵的，此时，上距西汉已100多年。在此之前，笔者还未发现某某皇甫氏为"安定朝那人"的记载。故皇甫氏的郡望应指内徙之后的"安定朝那"，皇甫规自己说"生长邠岐"一带，正与此暗合。至于西汉安定朝那时皇甫氏作为大姓还没有形成，所以皇甫氏的郡望，于西汉时期的安定朝那无关。换言之，史书中所载以上皇甫氏为"安定朝那人"的"安定朝那"，应指内徙之后的安定朝那，内徙之后的朝那，应在今甘肃灵台。

亦有学者指出，皇甫谧出生于灵台，成长于河南新安，40 岁时又返回故里灵台。他的一生中经历了东汉、曹魏、西晋 3 个朝代共 7 个皇帝，社会背景动荡不安。皇甫谧与东朝那有直接关系，而与西朝那无关，皇甫谧的生卒地是今甘肃灵台。

三、治学特点

世界历史文化名人皇甫谧，一生淡泊名利，不事权贵，潜心致学，著述等身，其贡献不仅在医学方面，在史学、文学等方面都有致力研究，蕴含博大，是我国历史文化苑圃中一朵绚丽的奇葩。对后世产生了深远影响，留下了取之不尽、用之不竭的精神财富。研究皇甫谧的治学特点和精神，对于弘扬民族传统文化、构建和谐社会有重要意义。

（一）坚韧不拔

据《晋书·皇甫谧传》记载，皇甫谧"年二十，不好学，游荡无度，或以为痴"。后经其叔母教育，明白了学习的重要性，即拜乡人席坦刻苦攻读，发奋学习，到了如痴如醉的程度。史书说：皇甫谧"沉静寡欲，始有高尚之志，以著述为务，自号玄晏先生。"时人谓之"书淫"。在他 34 岁时，患风痹证，也就是风湿性关节炎，"久婴笃疾，躯半不仁，右脚偏小"，饱尝病痛之苦，但仍"犹手不辍卷"。有感于"若不精通医道，虽有忠孝之心、仁慈之性，君父危困，赤子涂地，无以济之，此固圣贤所以精思极论尽其理也"，遂钻研医学，将《素问》《针经》《明堂孔穴针灸治要》三部医学书籍"删其浮辞，除其重复，论其精要"，编写《针灸甲乙经》。到 42 岁时，又错服寒石药，"辛苦荼毒，于今七年，隆冬裸袒食冰，当暑烦闷，加以咳逆，或以温疫，或类伤寒，浮气流肿，四肢酸重，于今困劣"，使病情加重，致使全身生疮，肌肉溃烂，痛苦不已。令我们惊叹的是，皇甫谧并未因此消沉下去，却以顽强的毅力与病魔做斗争，根据自身实践，继续完成《针灸甲乙经》。经过多年的辛勤努力，终于使《针灸甲乙经》问世，开创了世界针灸医学的先河，为世界针灸医学发展做出了卓越贡献，在医学领域立起了一座历史的丰碑。如果没有坚忍不拔的毅力和努力探索的拼搏精神，皇甫谧可能早被病痛折磨而死，哪有巨著问世！

（二）敢于创新

　　皇甫谧勇于探索的精神，我们可以从《帝王世纪》等著作中窥见一斑。《帝王世纪》之前的所有历史著作，都没有对三皇五帝的世系作过系统的研究，司马迁的《史记》也只将黄帝作为史前史的开端。而《帝王世纪》以三皇五帝为开端，系统考证整理了从三皇五帝到曹魏时历代帝王的世系及活动，突破了史前史的研究领域，保存了许多有价值的历史资料。《帝王世纪》说："天地开辟，有天皇氏、地皇氏、人皇氏，或冬穴夏巢，或食鸟兽之肉。伏羲、神农、黄帝为'三皇'，少昊、高阳、高辛、唐、虞为'五帝'。"同时对五帝时期的帝王世系的排列顺序与《史记》有所不同。其次序是：少昊帝青阳氏（又称金天氏）、颛顼帝高阳氏、喾帝高辛氏、尧帝陶唐氏、舜帝姚虞氏。又对"皇""帝""王"的内涵进行了简单概括和总结。他说："天子，至尊之定名也。应神受命，为天所子，故谓之天子。故孔子曰'天子之德，感天地，洞八方，是以功合神者称皇，结合天地称帝，仁义和者称王'。"此说虽有浓郁的"天命观"思想，但也客观反映了氏族社会的政治状况，表达了先民对人类先祖的顶礼崇拜，对研究史前史仍有一定的参考。司马迁在《史记》中虽作了《五帝本纪》，但对黄帝以前的重大政治、经济、军事、文化活动情况记载较少。然而皇甫谧知难而进，广采百纳，在史前领域进行艰苦的探索。《史记·五帝本纪》在记黄帝时说："黄帝者，少典之子，姓公孙，名曰轩辕"；"黄帝崩，葬桥山"。而《帝王世纪》

则有如下具体记载:"黄帝有熊氏,少典之子,姬姓也,母曰附宝,其先即炎帝母家有蛴氏之女,世与少典氏婚,故《国语》兼称焉。及神农氏之末,少昊氏又取附宝""生黄帝于寿邱,长于姬水,因以为姓。以土承火,位在中央,故曰黄帝。有圣德,受国于熊,居轩辕之上,故以此为名,又以为号。""黄帝在位百年而崩,年百一十岁矣",葬于上郡阳周之桥山。子青阳代立,是为少昊。关于黄帝的婚姻状况,《史记》云:"黄帝居轩辕之上,而娶于西陵之女,是为嫘祖。嫘祖为黄帝正妃,生二子,其后皆有天下。"皇甫谧则补充为:"有四妃,生二十五子。元妃西陵氏女,曰嫘祖,生昌意;次妃方雷氏女,曰女节,生青阳;次妃彤鱼氏女,生夷鼓,一名苍林;次妃嫫母,班在三人之下。"皇甫谧在《帝王世纪》中对大禹、周成王、周庄王、西汉元始二年(2)、东汉中元二年(57)、东汉永寿二年(156)、曹魏景元四年(263)等7个历史时期的人口和土地数字进行了统计、比较和分析,做了开拓性的工作,反映了社会的治乱与兴衰。通过对比,凡战事多的年份,加之统治阶级的暴政,人口就锐减;相反,凡是祥和、安定的年份,人口就剧增。鲜明的观点,表达了他渴望和平、安定和社会进步的强烈思想感情。

(三)淡泊名利

皇甫谧一生著述丰硕,在史学、文学、医学等方面皆有建树。一生也结交了不少朋友,上至帝王贵族,下至黎民百姓,也有亲自教授的学子,其中挚虞、张轨、牛综、席纯,皆为晋之名臣。张轨与皇甫谧同为安定郡人,皇甫谧是朝那县人,张轨则是乌氏县人。乌氏县和朝那县地域毗邻。因此,皇甫谧与张轨有着因地缘而产生的同乡情谊。张轨,是十六国中前凉政权的奠基者,他劝农桑、复币制、立学校,重用凉州(今甘肃武威)士人,河西经济、文化于时独盛。皇甫谧对张轨的才华是很赏识的,俩人曾经一度隐居宜阳(今河南宜阳县东)女几山上,促膝谈心,纵论时世,切磋学术。《晋书·张轨传》这样写道："轨少明敏好学，有器望，资仪典则，与同郡皇甫谧善，隐于宜阳女几山。"从这里不难看出，张轨作为皇甫谧的得意门生，师生情谊是十分真挚的。皇甫谧的另一高徒挚虞是西晋著名文学家、批评家。《晋书》中记载："虞少事皇甫谧，才学通博，著述不倦。"皇甫谧结交朋友是有标准的。当有人劝他修名广交时，他认为："非圣人孰能兼存出处。居田里之中，亦再以乐尧舜之道，何必崇接进利，事官鞅掌，然后为名乎。"在《皇甫谧集·玄守论》中，他进一步阐明了如下观点："贫者士之常，贱者道之实，处常得实，没齿不忧，孰与富贵扰神耗精者乎！"表达了他不与世俗流趣，安贫乐道，淡泊名利的思想。因此，在三国魏元帝景元元年（260），国相司马昭下诏征皇甫谧等37人做官，谧不仕。西晋泰始元年（265），司马炎废魏帝曹奂，建立晋朝，晋武帝继续诏仕，唯谧托病不出。晋泰始三年（267），晋武帝频下诏敦逼，谧以病上疏，因言辞恳切，晋武帝准其所奏。泰始四年（268），谧又被"举贤良方正"，不起。咸宁二年（276），帝又征谧为太子中庶子、议郎、著作郎等，司隶校尉刘毅请为功曹，谧皆不应。皇甫谧生于东汉，长于曹魏，没于西晋。期间，皇甫谧经历了统治阶级内部争权夺利、杀伐攘夺、天下离乱、民不聊生的残酷现实，在血风腥雨、病饿交加中度过了一生。因此，皇甫谧看到了社会的动荡和政治旋涡的险恶，不愿意跻身权贵、踏入仕途，与统治阶级同流合污，而是一心一意追求和实践着自己的事业。史书中说"居贫，躬自稼穑，带经而农"，"以著述为务"，把认真做学问当作最大的愿望追求。

（四）潜心研究

皇甫谧不恋仕途，尽心于学术研究，"耽玩典籍，忘寝与食"。他"博综典籍百家之言，唯以著述为务"，就是在身染风痹疾后，"犹手不辍卷"。在治学上，他涉及面广，在多学科领域都有建树，写了大量学术著作。《皇甫谧传》说："谧所著诗赋诔颂论难甚多。"尽管今已十不存一二，但有篇目可考的仍有史学：《帝王世纪》（10卷）、《高士传》（6卷）、《逸士传》（1

卷）、《列女传》（6卷）；文集:《皇甫谧集》（2卷）、《玄晏春秋》（3卷）；注述:《鬼谷子注》；历法:《年历》（6卷）；医学:《黄帝针灸甲乙经》（12卷）、《依诸文撰》（1卷）、《论寒食散方》，又有《让征聘书》《玄守论》《释劝论》《笃终论》《高士传序》《三都赋序》等。从其治学道路来看，其早年同当时的很多著名历史人物一样，也是有一定政治抱负的。但中年患病之后，朝廷屡征不起，埋头医学，编写《针灸甲乙经》。隋唐以来，《针灸甲乙经》被医学界视为秘宝，为学者准绳，不但在国内享有盛誉，而且在公元7世纪就流传海外，在国际医学史上也享有很高的声誉。

（五）敢为人先

西晋统治阶级生活奢侈，大肆铺张浪费。士族地主为代表的官僚贵族过着豪华奢侈的生活，"奢侈之费，甚于天灾"。他们的人死亡埋葬时，以随葬品多寡论富豪。皇甫谧是一个唯物主义思想家、无神论者，他认为"人之死也，精歇形散"，批驳了人死为鬼的荒谬说法；批判了那种大办丧葬，"空夺生用，损之无异，而启奸心，是招露形之祸，增亡者之毒"的错误做法。他大力提倡丧事简办，他在《皇甫谧集·笃终论》中对自己死后的丧事作了具体、周详而不失简朴的安排。他说："吾欲朝死夕葬，夕死朝葬，不设棺椁，不加缠敛，不修沐浴，不造新服，殡含之物，一皆绝之。吾本欲露形入坑，以身亲土，惑恐人情染俗之久，顿革理难，今故粗为之制。奢不石椁，俭不露形。气绝之后，便即时服，幅巾故衣，以篷筷裹尸，麻约二头，置尸床上。择不毛之地，穿坑深十尺，长一丈五尺，广六尺，坑讫，举床就坑，去床下尸。平生之物，皆无自随，唯赍《孝经》1卷，示不忘孝道。篷筷之外，便以亲土。土与地平，还其故草，使生其上，无种树木、削除，使生迹无处，自求不知。"皇甫谧逝世后，其子"童灵、方回等遵其遗命。"皇甫谧的这种力倡薄葬、敢为人先，从我做起的献身精神，直至今天仍具有重大的现实意义。

皇甫谧

著作简介

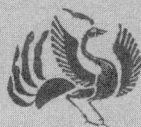

　　皇甫谧不恋仕途，尽心于学术研究，"耽玩典籍，忘寝与食"，以致被人称为"书淫"，他"博综典籍百家之言"，"唯以著述为务"，就是在身染风痹疾后，"犹手不辍卷"（房玄龄:《晋书·皇甫谧传》，中华书局1974年版），从而给后人留下了大量的著述。尽管今已十不存一二，但篇目可考的还有12种，大体可分为以下几类：

一、著作概况

　　史学著作5种:《帝王世纪》10卷，记载自三皇五帝至汉魏间的史实。据清人钱熙祚考证，其书佚于宋末。其云:"皇甫谧《帝王世纪》，南宋人犹及见之，至宋末始亡，元明人所称述，皆即诸书中辗转援引，非尚见全书也。"（钱熙祚:《顾氏帝王世纪辑本序》）该书史料丰富，因此注史常引录。如裴松之注《三国志》、李贤注《后汉书》、颜师古注《汉书》，都转引该文内容，足见其学术价值之高。《高士传》6卷，记载自尧时的贤人被衣到曹魏时的管宁为止的96位人物的事迹，《三国志》注和《文选》注都引用过此书内容。《逸士传》1卷，此书无辑佚本，内容不得而知，可能与《高士传》相类似。此外还有《列女传》6卷及《郡国志》。

　　文集2种:《皇甫谧集》2卷，录1卷。收有皇甫谧所作的诗赋文章，今有篇目可考者尚存8篇。其中《玄守论》《释劝论》《草莽臣疏》《笃终论》4篇，保存在《晋书》本传中;《答辛旷书》已残缺，载于《艺文类聚》;《三都赋序》见于《文选》;另《礼乐论》《圣真论》二文仅有篇名，见于《晋书》本传。《玄晏春秋》3卷，记载皇甫谧及其家庭的生活琐事。

注述 1 种:《鬼谷子注》3 卷,今已不存,无从考知其具体内容。

历法著作 1 种:《年历》6 卷,此书为配合《帝王世纪》而撰。因此,宋人将其与《帝王世纪》合为一书。其实,两书虽然有联系,内容却截然不同。《年历》专论历法,反映了皇甫谧的历法研究成果,正如清人张澍所评:"(谧)精于历法……帮作年代历。"(张澍:《帝王世纪辑本序》)

医学著作 3 种:《黄帝针灸甲乙经》10 卷。因取材于《素问》《针经》《明堂孔穴针灸治要》三书,故又名《黄帝三部针经》,是一部价值很高的医学著作,隋唐时列为太医院教材,公元 7 世纪传入朝鲜、日本,成为两国医学院的教材。《依诸方撰》1 卷,记录了历代医家名方。《论寒食散方》2 卷,为一部医方集。皇甫谧的医方在当时很有影响,颜之推曾说:"医方之事,取妙极难,不劝汝曹以自命也。微解药性,小小和合,居家得以救急,亦为胜事,皇甫谧、殷仲堪则其人也。"《隋书·经籍志》载:梁有《皇甫谧、曹翕论寒食散方》2 卷,已亡。又《皇甫士安依诸方撰》1 卷,其书后皆不存。现仅在《诸病源候论》及《医心方》中,尚保留其部分内容,是为研究寒食散的重要文献。

上述 12 种著述,只是皇甫谧全部著作的一部分。尽管如此,仍可从中看出其学术研究领域之宽广,造诣之精深,成果之丰硕。更为重要的是,在这些著述中反映了皇甫谧的哲学观和社会观。

二、《针灸甲乙经》

(一)主要内容

《针灸甲乙经》10 卷,因取材于《素问》《针经》《明堂孔穴针灸治要》三书,故又名《黄帝三部针经》,又名《黄帝甲乙经》,简称《甲乙经》,是我国第一部针灸学专著。全书 12 卷,共 128 篇。其内容大致为:卷一 16

篇论脏腑、气血津液，卷二7篇论经络，卷三35篇论腧穴，卷四3篇论脉诊，卷五7篇论刺灸法，卷六12篇论病因病机，卷七至卷十二48篇论临床各科疾病的针灸治疗。如此按基础理论、经络腧穴、病因病机、诊断、刺灸操作、临床治疗的编排次序，系统而有条理，对后世影响甚大。唐代《备急千金要方》《外台秘要》等有关针灸的内容多取材于此书，北宋官颁针灸腧穴专书《铜人腧穴针灸图经》也以本书第3卷为基础加以扩充而成。在唐代及稍后的日本、朝鲜等国医事律令中，本书均被列为中医学之必修教材。足显其在中医学中的经典地位。

（二）流传与版本

从现有文献记载，《针灸甲乙经》的最早刊本，当属北宋初期林亿等参照《太素》《素问》《九墟》《九卷》《灵枢》《针经》《黄帝古针经》等十余种古医籍，对《针灸甲乙经》进行了校订整理，改称为《新校正黄帝针灸甲乙经》，于北宋熙宁二年（1069）刊行。此本后已佚失。南宋及金、元时期有无刊本，暂未见现存书目记载。

现存国内外各种版本及抄本，均系由宋本衍化而来，大致可分为三个体系。

1. 明吴勉学嘉靖刊本

肖延平氏曾以此本校《太素》（见《黄帝内经太素》例言）；余瀛鳌先生亦曾以此本校过《医统正脉》本《针灸甲乙经》。据校文分析，此本与医统本基本一致，只有少数文字差异，序例下林亿、孙奇、高保衡等署名后，无"明新安吴勉学校"一行七字。现已下落不详。明万历二十九年（1601），吴勉学校刊《医统正脉》，其中有《针灸甲乙经》一书，此本是流传最广的一种传本。其重刊本与复刊本有清朱文震刊本、道光五年（1825）竹纸本、光绪十一年（1885）存轩刊本、光绪十三年（1887）行素草堂刊本、光绪三十三年（1907）京师医局刊本、1912年上海江左书林石印本、

1923 年北京中医学社刊本、1931 年上海中原书局石印本、1936 年上海大东书局《中国医学大成》排印本、1941 年《中国医药汇海》本等。新中国成立后，商务印书馆与人民卫生出版社又刊行过《医统正脉》的点校本与影印本。台湾出版的几种刊本，也都是《医统》本系统。在日本有 13 世纪末八尾勘兵卫本、植村藤右卫门本。1971 年盛文堂影印八尾勘兵卫本，1978 年《针灸医学典籍大系》据植村本之影印本等。此外，《四库全书》本，亦属《医统正脉》系统，（据《四库全书总目提要》载：两淮盐政采进 8 卷本。近查北京图书馆藏《四库》本，亦为 12 卷八册，内容与《医统》本无异）。此系统刊本前有林亿等奏文及序列（疑是林亿等校书时所加），后无富弼、王安石等刊行碟文，正文中有加冠《素问》《九卷》等书名条文及《难经》、张仲景等书内容一百余条，日本小岛尚真氏早已提出似非《针灸甲乙经》旧文；另外有注文混为正文者数十处，如"杨上善曰"之作正文，最为明显。

2. 明正统本体系残本

此本即明正统二年（1437）刊本，已早佚，现只遗存 1 ～ 3 卷抄本。据有关文献记载，此残本有多种抄本。现已见到的有《东洋医学善本丛书》影印日本内阁文库藏本。另有小岛尚真据校《医统》本校文，小岛氏称之为"医学所储重抄本"。从校文与抄本对比来看，文字略有差异，可能系抄时所误。此本无林亿等奏文。正文中亦无"杨上善曰"及注文混为正文之内容，也无林亿等校文，而正文中尚有些差别较大之异文。如卷三足阳明巨虚下廉穴条，医统本作"足阳明与小肠合，在上廉下三寸"，正统本作在"上廉下三寸，足阳明脉气所发"等。此本曾有人认为，或系据宋臣林亿等未校之传本翻刻。然医统本卷一第九"所谓交通者……五脏皆受气也"一段，据林亿新校正云："此段旧在经脉根结之末，今移在此。"正统本与今医统本同。故也有的学者认为，系有人根据新校正文及《千金》等有关文献之整理本。因而有关正统本之据本为何，尚难定论。

3. 明抄本

据有关文献记载所知，明抄本至少有三种，如明初抄本，曾经张金吾、莫友芝、陆心源、谬荃孙等人收藏，现下落不详。靖嘉堂藏明抄本，未见其书，内容不详。明兰格抄本，此本卷前，两序及序列署名款式与医统本基本相同，唯序例后皇甫谧署名无"士安"二字，此后亦无林亿、孙奇、高保衡衔名。卷末有王安石、曾公亮、赵忭、富弼等镂版碟文，并有清乾隆辛卯（1771）戴霖及朱筠二氏跋文（朱为乾隆进士，藏书家）。正文中，此抄本增加许多黄帝问、岐伯对等字样，与序例说明不一。另外，此抄本注文混为正文处及别字脱文，较《医统》本更多，还有不少异文。篇名后或段前加注经文出处，亦与《医统》本不同。又如卷一第一言"九气"段。《医统》本脱"寒则腠理闭，气不行，故气收"一节，明抄本不缺，但与《素问·举痛论》文全同。查《素问》此文新校正云："按《针灸甲乙经》气不行作营卫不行。"以此推之，言此本据宋本所抄之说，尚难肯定。亦或抄书人有所校补，尚待考证。故此本究系据何本抄录，不易定论，与《医统》本相较，不善处亦颇多。现已收入《东洋医学善本丛书》，于1981年影印出版。另据有关文献记载，尚有些刊本与抄本，大都属于以上三种体系的传本或翻刻本，兹不复述。

（三）流传版本存在问题分析

在前人整理研究的基础上，通过进一步分析比较，觉得该书除由于历代传抄翻刻时核对不严而致误者外，还有一些问题值得注意，大致有以下几种情况。

1. 疑为后人增补的经文

皇甫谧在序文中曾明确指出："今有《针经》9卷、《素问》9卷、18卷，即《内经》也。""又有《明堂孔穴针灸治要》，皆黄帝岐伯遗事也，三部同归。文多重复，错互非一。""乃撰集三部，使事类相从，删其浮辞，除其重复，论其精要，至为12卷。"所以正文中皆不冠以原书名，如卷一《五脏变腧论第二》，前为《灵枢·顺气一日分为四时》之部分经文，后为《素问·四气调神大论》之少数经文。《五脏六腑阴阳表里论第三》，为《灵枢》"本输"与"师传"两篇之经文。然今本中尚有加冠书名及人名代书名之条文90余处，约计：《素问》51条，《九卷》23条，《灵枢》1条，《难经》11条，张仲景10条。这一点不仅与原序言所言不合（原序中未涉及《难经》及张仲景之书）且与体例亦不相协。所以对这一部分条文早有人提出疑问，以为此系后人所增补，并非谧书旧文。但这部分条文，可能增时较早，故当前我们见到的所有本子，都有这部分经文。

另有卷十二第一篇似林亿等增补1条133字，据小字注文云系"原本漏，今以《素问》《灵枢》。"然亦多可疑处，正文与今《素问·解精微论》文颇有不同处，与《太素·水论》亦有别，且《灵枢》并无此文。究系何因，亦需进一步考证。

2. 注文混为正文

在今通行本《针灸甲乙经》中，除上述情况外，尚有属于按解性质的条文30余条，这类条文即不见于三部（《素问》《针经》《明堂》）之中，亦不见于上述如《难经》等医籍中，应是后人注文，被抄刊者混为正文。其中又可分为两种情况，一者疑在林亿等新校正之前即混入。如卷一"精神五脏论第一"第八段后，自解曰："肝虚则恐……一过其节，则二脏俱伤"一段共87字，第十段，自"或言心与肺脾二经有错，何谓也……一过其节，则二脏俱伤"一段共68字。"五脏变腧论第二"最末一段后有21字。"五脏五官论第四"有两处，共43字。上述条文，在正统本中均有，在林亿等新校正时所用的别本中，也未见有不同。上文解心之志一节，林亿等在《素问·阴阳应象大论》"人有五脏化五气，以生喜怒悲忧恐"文下接曰："诸论不同，皇甫士安《针灸甲乙经·精神五脏篇》具有其说。"其在《素问·调经论》中，亦引此文谓"皇甫士安云"。足证林亿等认为此文为谶语。小岛尚真氏亦以为此系士安之文。尽管林亿、小岛氏等以此为正文，但与士安自序云："撰集三部"之意不符，且综观全书中仅第 1 卷中有此等文五处二百余字，故亦疑是后人注语，混为正文，唯其混同较早，故得以滥真。或曰士安在自序中曾云"论其精要"，此当系士安自论，此说似亦难安。若云精要，则三部之中岂能仅次数处精要，若既加论则士安于三部之中，选此十余万文，断无以此数处为精要而加论之理。盖此"论"字，非论说之论，当训为选择之义。如《国语·齐语》："论此协材。"《吕览·当染》："古之喜为君者，劳于论人。"注皆云"择也"。

"论其精要"者，即"择其精要"，而《针灸甲乙经》正文，正是皇甫谶于三部之中，"删其浮辞，除其重复"，选择其中精要部分，"使事类相从"，而成此书。所以这一类条文，似非原书旧文。

第二种情况，疑系后人注语，误入正文。如卷一"精神五脏论第一"第八段"二脏俱伤"后，"此经互言其义耳，非有错也"十一字及"杨上善云"一段六十二字，"五脏大小六腑应候第五"第二段后"杨上善云"一段（在今本《太素》卷六《五脏命分》，义同而文稍异）46 字，又第十三、十四、十五、十六、十七段后各有"于义为错""其义相顺"等字样。卷二"奇经八脉第二"九段后 8 字，卷五"针灸禁忌第一上"中十条 56 字。上共 220 余字，今正统本中均无。小岛氏以为系宋臣校语，当为细书小字，况杨上善隋人，其言安得入士安集中，当系宋臣新校正引用而无疑。故此类文字，疑系后人注文。

3. 不同版本中的差异

在目前见到的几种版本中，前面已经谈过，大多数是经宋臣林亿等校正过的和医统本同一体系的版本。这里着重谈谈正统本与普通流传本中存在的一些差别，其中属于以上二项者，已分别谈过。以下再谈谈第3卷中的一些情况，在卷目穴位总数中，两本皆误，今医统本作"总计六百五十四穴，单四十八穴，双二百九十九穴。"按实有穴数记之，医统本所差较多，而正统本只少记一对穴，故总数差二。在分部穴次排列方面，两本互有讹误。

在正文中，其中又可分为两种情况，一种是正统本减文处，记有 19 篇 27 处，约有 260 余字。如神庭穴文，医统本作"禁不可刺，令人癫疾目失精。"而正统本却无"令人癫疾目失精"七字。又如府舍穴文，医统本作"此脉上下入腹络胸结心肺，从胁上至肩，此（原误作'比'）太阴郄，三阴阳明支别，刺入七分，灸五壮。"而正统本少 22 字。又如乳中穴文，医统本作"乳中禁不可灸刺，灸刺之不幸，生蚀疮，疮中有脓血清汁者可治，疮中有息肉若蚀疮者死。"而在正统本中则无"灸刺之"以下 28 字。第二种情况属于异体文，如手太阴肺脉第二十四篇孔最穴有文作"专（新校正云：此处有缺文）金二七水之父母"，义甚难解。杨上善《黄帝内经明堂》残本卷第一则作"专金金九，水之父母"。杨注云："西方金位，数当于九，故曰专金金九。金生水，故曰父母也。有本为二七也。"足见杨氏所见《明堂》本，已有异文。而正统本则作"手太阴脉气所发"七字。又如足阳明脉第三十三篇，巨虚下廉穴下云："足阳明与小肠合，在上廉下三寸。"正统本则作"在上廉下二寸，足阳明脉气所发"。巨虚上廉穴下云："足阳明与大肠合，在三里下三寸。"正统本则作"在三里下三寸，足阳明脉气所发"。

诸如以上种种情况，在没有新的资料发现之前，亦难论定是非。

除此以外，《医统》本与明兰格抄本互异与互误处，约有三千余处，与正统本残卷互异与互误处约有六百余处。足证自宋以后，各流传本之间差异之大。

4. 文句脱漏

这里所指的脱漏，不是个别字的脱漏，乃是指较多字数的脱漏。《针灸甲乙经》中之脱文，可分为两种情况：一是明显的脱文，如卷一《五脏六腑官第四》论关格一节"不得相营也"下，正统本有"故曰关，阳气太盛则阴气弗能荣也"十四字，与下文"故曰格"相接。与《灵枢·脉度》《太素》卷六《脏腑气液》亦基本相同，显系《针灸甲乙经》脱漏。第二种情况是疑脱之处。如几个小篇，特别是卷十二《气有所结发瘿瘤第九》，全篇只有"瘿，天窗及臑会主之。瘿瘤，气舍主之"14字。既然《针灸甲乙经》此等文源于《明堂》，而《外台》又援引《针灸甲乙经》，今《外台》卷三十九《明堂灸法》尚有"浮白主瘿气，天牖主颈有大气"。《千金》卷三十《瘿瘤第六》尚有"脑户、通天、消砾，天突主颈有大气"。若谓《千金》语出后人尚可，若据《外台》之文推论，此篇内容之简，疑为脱漏所致。

皇甫谧

学术思想

一、学术源流

皇甫谧基于《素问》《针经》（即《灵枢》）、《明堂孔穴针灸治要》三部著作，编撰《针灸甲乙经》。《针灸甲乙经》自序中，介绍了上古、中古、近代的医学源流、名医及名著。从皇甫谧对医学历史的回顾来看，说明《针灸甲乙经》是有继承性的，是继往开来、承前启后的一部总结性著作。皇甫谧在该书自序中，首先说明编写《针灸甲乙经》的资料，来自《素问》《针经》《明堂孔穴针灸治要》三部著作。其次，说明重编的原因，一是觉得这些书"文多重复，错互非一"；二是自己有病，不得善法。再次，说明重编的方法，是"使事类相从，删其浮辞除其重复，论其精要"。最后特别强调精通医道的重要性，以引起人们对医道的重视。《新校正黄帝针灸甲乙经·序》曰："晋皇甫谧博综典籍百家之言，沉静寡欲，有高尚之志。得风痹，因而学医，习览经方，遂臻至妙。取《黄帝素问》《针经》《明堂》三部之书，撰为《针灸经》12卷，历古儒者之不能及也。"

由此可见，皇甫谧的学术思想，源自其所编撰的《素问》《针经》《明堂孔穴针灸治要》，他采用了独特的"事类相从"的编撰方法，继承了三部医学著作的学术成就，使针灸学理论更加系统化和切合实用。《针灸甲乙经》是第一部针灸学专著，内容涉及内、外、妇、儿各科，包括藏象经络、病因病机、诊断、治疗以及针灸操作、禁忌、注意事项等，是一部价值很高的医学著作，奠定了针灸学专科理论体系。该书总结了晋代以前的针灸疗法，确定了腧穴的总数和部位，为后世针灸学建立了规范。由西晋到宋的针灸著作（或针灸部分），如唐代孙思邈的《备急千金要方》、王焘的《外台秘要》、宋代王惟一的《铜人腧穴针灸图经》、王执中的《针灸资生经》等名著，都是参考本书编辑而成的。甚至明清两代的针灸著作，如明代杨继洲的《针灸大成》、清代廖润鸿的《针灸集成》等，也无一不是在本书基础上发展起来的。就是现在，在厘定腧穴和进行针灸治疗时，也往往取材和参考本书。故对皇甫谧的学术思想研究，必须基于《针灸甲乙经》的梳理。

二、学术特色

（一）《针灸甲乙经》的特点

1. 突出经络腧穴理论

《针灸甲乙经》现存版本皆为 12 卷，128 篇。其内容大体可分为两大类：从卷一至卷六为中医基本理论和针灸基本知识；从卷七至卷十二为临床治疗部分，包括各种疾病的病因、病机、症状、腧穴主治和针灸治疗。皇甫谧对该书编撰的取材、编排体例，以及有关内容，主要体现了如下的思想认识：

（1）强调腧穴理论在针灸学中的地位以及腧穴分部主治规律的意义

本书以《明堂孔穴针灸治要》与《灵枢》《素问》中，有关针灸、腧穴的内容合为一部，已足见对腧穴意义的强调。特别是对腧穴的排列方法，是将全身腧穴按头面、颈、躯干、手足的部位来排列记述。总体划分为四肢穴分经、头面躯干穴分部依线两大类，直观地突显出腧穴主治的部位特点，体现了经脉循行对腧穴主治规律的表达。在针灸治疗部分，还汇集了大量晋以前的用穴经验。共厘定腧穴 348 个（其中单穴 49 个，双穴 299 个）。对腧穴理论的丰富、发展意义巨大。

（2）明示阴阳脏腑气血为针灸学的基础理论

本书虽以"针灸"名之，然而对内容的安排却是第1卷先论阴阳脏腑气血，第2卷始论经络，目的在于示人针灸疗法以明了阴阳脏腑气血为首要，强调基础理论的共通性。

（3）强调十二经脉络脉体系为经络理论核心

皇甫谧在卷二第一节"十二经脉络脉支别"中列入十二经脉、经脉气绝、十五络、皮部、十二经别等内容，视为同一体系的理论；而且"经筋第六"列于"奇经八脉第二""十二经标本第四""经脉根结第五"之后。继承了《内经》的经络理论认识，正确引导后人理解十二经脉及其相关理论。

（4）重视针灸治疗经验的总结

本书的临床治疗部分占全书近一半的内容，包括内、外、妇、儿、五官等科疾病；与针灸治疗直接相关的腧穴内容，除汇集了大量腧穴主治作为用穴的基础以外，还有部分针灸治疗处方。充分反映了晋以前针灸治疗各科疾病丰富而宝贵的经验，为后世针灸临床应用和发展，打下了良好的基础，产生了深远的影响。

2. 构建独特针灸理论体系

本书医学理论部分，虽然采于《内经》，"述而不作"，很少发挥，但其编撰形式，便于阅读掌握，故成为对《内经》等古典医籍分类编注的开端，对后世分类编注《内经》者颇有影响。《针灸甲乙经》构建了理论和实践相结合的针灸理论体系，基本内容大体可分两类：一是中医基础理论和针灸学基本知识，此为理论基础；二是临床病证诊疗方法，此为临床应用。现简述如下。

（1）重视针灸理论基础

本类内容主要编辑于卷一至卷六中。

①归纳中医基础理论

主要归纳了《内经》的相关内容，大致可以分为以下几个方面：其一，是人与自然的关系。主要从天、地、人角度，阐述了天人相应的整体观。其二，是人体的生理功能和解剖概况。主要以脏腑学说为中心，介绍了五脏六腑的生理功能，营、卫、气、血、津液的生成和运行，对人体的骨度、肠度、肠胃所受水谷等也作了粗浅的描述。其三是病因和病机。总结了六淫、七情和饮食劳倦等致病因素，并强调机体正气的强弱，是导致疾病发生与否的关键。提出正邪斗争、阴阳失调、升降失常是疾病过程的主要病机。其四是诊断和治疗大法。在诊断方面，阐述了望、闻、问、切四种诊断方法，注重人迎寸口结合测知脏腑气血的盛衰，重视经脉辨证和脏腑辨证。在治疗方面，倡导"治未病""治病求本"，阐明了治标治本、正治反治、三因制宜等治疗原则。上述中医基础理论内容，虽然取自于《内经》，但其分类更加简明条理，便于理解和掌握。

②针灸学的基本知识

主要摘自于《内经》和《明堂孔穴针灸治要》，主要内容有以下几个方面：

一是论述了人体十二经脉、络脉、奇经八脉、经筋、经别的循行路线和主要病证。

二是厘定了腧穴的总数和部位。《针灸甲乙经》中究竟记述了多少个腧穴，目前说法尚不统一，大致有三说：其一，明刻医统正脉本《针灸甲乙经》卷三之首谓："总计六百五十四穴，单四十八穴，双三百零八穴。"据此，已故任应秋教授主编的全国高等医药院校三版《中医各家学说》教材中指出："第3卷综列全身六百五十四穴。"其二，人民卫生出版社1979年出版的山东中医学院主编《针灸甲乙经校释》一书前言中提到："卷三为腧穴主治部分，共厘定腧穴348个（其中单穴49个，双穴299个）。"人民卫生出版社 1956 年影印明刻医统正脉本《针灸甲乙经》之内容提要，以及贾维诚编著的《三百种医籍录》中，也肯定了"厘定腧穴 348 个"。其三，山东科技出版社 1982 年出版的张善忱等编《针灸甲乙经腧穴重辑》中指出："本书共载三百四十九个腧穴（单穴四十九个，双穴三百个）。"现存《针灸甲乙经》各种版本中腧穴总数只有 348 穴（其中单穴 49 个，双穴 299 个），并采用分部依线的方法来排列穴位，划分了头、面、项、胸、腹、四肢等 35 条线路。书中所厘定的穴位在很长时期内成为针灸取穴的标准，其排列穴位的方法，也在较长时期内被采用。如针灸名著《铜人腧穴针灸图经》《针灸资生经》等均沿用这种分类法。

三是规范了针灸治病的操作方法。书中提示人们要准确取穴（凡刺之道，必中气穴），要掌握针刺的时机（粗守关，上守机），要根据患者的不同体质、病情及生活条件而运用不同的刺法。如根据疾病的虚实施用补、泻、迎、随手法，根据患者肥瘦壮少等采用深、浅、疾、留的刺法等。提出"上工治未病，中工治未成，下工刺已衰"，明确指出预防医学在针灸学中的重要性。书中还介绍了九针的形状及作用，并提出九刺以应九变、十二节刺（魂）以应十二经、五刺以应五脏、缪刺以治络病等不同的操作方法。

四是总结了针灸禁忌。指出"四时之气，各有所在"，用针应顺应时令而不宜乱刺，举例说明在什么情况下不可刺。如"无刺熇熇之热、无刺漉漉之汗、无刺浑浑之脉，无刺脉与病相逆者""新内无刺""大怒无刺""大劳无刺""大醉无刺"等，指出哪些部位不可刺或刺应注意深浅。如"刺骨者无伤筋，刺筋者无伤肉，刺肉者无伤脉，刺脉者无伤皮，刺皮者无伤肉，刺肉者无伤筋，刺筋者无伤骨"以及无刺及内脏、无刺中大脉等；提出哪些穴位不可刺、刺不宜深或不可灸。书中介绍了禁针穴 8 个，刺不宜深者 4 个，刺不宜久留针者 1 个，刺不宜出血多者 3 个，禁灸穴约 31 个。同时，书中还告诫人们针虽不能"起死人"，但却能"杀生人"，因此用针必须注意针灸禁忌。

（2）荟萃临床病证诊疗方法

本类主要编辑于卷七至卷十二中，约占全书的一半。在这部分内容中，论述了各种疾病的病因、病机、症状和腧穴主治。全书共提出不同证候的腧穴主治约 1000 条。其所论述的疾病，包括内、外、妇、儿各科。内科杂病最多，共有 43 篇，外科 3 篇，妇科和儿科各 1 篇。首次专论妇儿病针灸治疗。其中许多腧穴主治直到今天仍有较高的临床疗效。

①内科杂病

在 43 篇内科杂病中，包括外感病 6 篇，内伤杂病 32 篇，五官病 5 篇。主要论述了六淫、七情及其他致病因素所造成的五脏病、六腑病、经脉病、五官病等，约近 100 种证候，且均提出了主治腧穴。

伤寒热病：分上、中、下三篇。主要论述了六经热病的症状、治则及发展和病愈的规律，五脏热病（肝热、心热、脾热、肺热、肾热）的症状、色诊和预后，阳受风气、阴受湿气的道理；治热病的五十九刺和胃络、涌泉等十四穴及其他治热病的腧穴主治；提出"诸治热病，先饮之寒水，乃刺之"的针刺方法。

发热狂走：主要阐述了由于足阳明经脉热盛所引起的发热狂走之病理、预后和取治穴位。

热厥与寒厥：主要论述了寒厥、热厥的发病原因及病理机制；针刺治厥"在于调气"的道理，六经厥病的症状及各种厥病的刺法。

寒湿发痉：主要论述了痉病的发病原因、脉症及取治穴位，引述了《金匮要略·痉湿暍篇》中有关痉病脉症的条文，分别叙述了痉病不同兼症的主治穴位。

阴阳相逆发三疟：主要论述了疟疾的病因、病机和症状，疟疾日作和间作、日晏和日早的病机,三疟(寒疟、温疟、瘅疟)的鉴别,疟疾的治疗原则及不同兼症的腧穴主治。

五脏病传及寒热病: 分上、下两篇。主要论述了五脏发病传变次第(传其所胜)及治疗方法;判断五脏病死生的脉症,易生寒热病人的外候;皮、肌、骨寒热等病的症状,针灸治疗腧穴及方法,有关寒热病证的腧穴主治。本篇对真脏脉的脉象及死证,瘰疬鼠瘘的病理、诊断、治疗和预后也作了较详细的介绍。

五脏积证: 主要论述了经络受病内入肠胃五脏,从而结聚而成五脏积—伏梁、息贲、肥气、痞气、奔豚的病理机制、症状和主治腧穴。提出了"喜怒不节则伤脏""风雨袭虚则病起于上""清湿袭虚则病起于下"的三部发病情况,并描述了邪犯人体由表里的次序及各个阶段的症状。对《难经·五十六难》中五脏积的内容也作了介绍。

五脏六腑胀: 主要论述了胀病的成因、脉象及存留处所;五脏六腑胀的症状和腧穴主治。提出了"无问虚实,工在疾泻"及"补虚泻实"两种治疗胀病的刺法。

水肿肤胀鼓胀肠覃石瘕: 主要论述了水肿、肤胀、鼓胀、肠覃、石瘕等病的成因、症状、治法及主治腧穴。

肾风: 主要论述了人体水液的运化过程,肾风病的病机、症状、诊断特点和预后判断,肾风病的腧穴主治。

头痛: 主要论述了由于大寒侵入骨髓或阳邪逆于阳经所致的各种头痛的症状与主治腧穴。

卒心痛胸痹心疝三虫: 主要论述了心痛、胸痹、心疝、三虫的致病原因、证候诊断以及治疗应取的腧穴。

咳嗽: 主要论述了肺受邪发咳嗽的病因、病机与证治,"五脏六腑皆能令人咳"的道理,五脏六腑咳的症状特点和相互传变关系;有各种不同兼证的咳嗽所应取治的腧穴。

胸胁满痛：主要论述了肝病和卫气留滞所形成的胸胁满痛等病的症状、病理及腧穴主治。

悲恐太息口苦不乐及惊：主要论述了邪在心胆所出现的病变与症状，以及涉及其他脏腑而发生怒、悲、恐等情志病变的刺法与主治腧穴。

四肢不用：主要从生理上分析了四肢和脾的关系，进而说明脾受病而四肢不用的道理。

腹胀满肠鸣短气：主要论述了脾胃大肠受病而致水谷不化、气滞不行的腹痛胀满、肠鸣、短气，以及食欲、大便异常等病变的症状、诊断、治法和主治腧穴等。

腹满腰痛睾丸痛：主要论述了邪在肾和小肠而出现的腹满、腰痛、睾丸痛等病变的症状和治法，并分别介绍了不同经脉发生腰痛的不同症状与主治腧穴。

少腹胀不得小便：主要论述了由于三焦膀胱受病，以致水气不行所发生的小便不利、少腹满或肿胀的诊断与主治腧穴。

不得大小便：主要论述了由于三焦通调水道的功能失常，以致大小便不利的主治腧穴。

疝遗溺癃闭：主要论述了由于足厥阴肝脉受病，或喜怒不节而导致的疝、遗溺、癃闭等病变的症状与治疗。

痔疮脱肛：主要列举了痔疮和脱肛的治疗腧穴。

痹病：分上、下两篇。主要论述了风、寒、湿三气杂至是导致痹病的成因，以及因三气偏盛所出现的行、着、痛痹；周痹、众痹的不同特点及痹病痛与不痛的病机；皮、肉、脉、筋、骨五痹与五脏的关系；诸痹的症状和主治腧穴。

风病：分上、下两篇。主要论述了风邪伤人所致寒热、热中、寒中、厉风、偏枯的病机和症状；风中五脏六腑之俞所致的肺、心、肝、脾、肾、胃风等证的病机和症状；风邪侵入机体后，经脉气血所出现的虚实变化情况及针刺补泻的操作方法；偏风、脑风、目风、漏风、内风、首风、肠风、大风、酒风等证的成因及症状；各种风证的腧穴主治。

关节拘挛： 主要论述了两肘、两腋、两髀、两腘等八虚部位受邪后，发生关节拘挛的病机及针刺治疗方法。

痿病： 主要从内、外因等方面阐述了五脏痿的致病原因，并根据阳明与宗筋的关系，说明"治痿独取阳明"的重要意义，提出了痿病的治疗原则和有关痿病的主治腧穴。

肩背等部位痛证： 主要论述了邪气侵入手太阴、阳明、太阳、少阳诸经，发生的肩背痛、肩前臑痛和肩似拔等证的症状及治疗时应取的腧穴。

水饮病： 主要论述了因水浆不消发生水饮病的症状及腧穴主治。

脉代： 主要论述了由于胸中有寒，致使脉代不至所出现的症状，并指出针刺治疗时应取的腧穴。

狂癫： 主要论述了因阳气厥逆及大惊大恐等精神刺激所致的狂病和癫病。其中介绍了人生而病癫疾的病机；狂病的病机、诊断特点、症状、治疗和针刺方法；癫病的预后、病机、症状和治疗原则；骨癫、脉癫、筋癫的症状和针刺方法；有各种兼证的狂癫疾的腧穴主治。

尸厥： 主要论述了尸厥的形成，是由于阳脉之气下降，阴脉之气上逆所致，并指出了尸厥的主治腧穴。

霍乱： 主要论述了气乱于肠胃发霍乱吐泻的证治。文中列举了霍乱的各种症状和主治腧穴，并说明了针刺转筋取经卒刺的方法。

溏泄下痢： 主要说明溏泄下痢是由于足太阴脉厥病而发，指出了该病难治、易治的脉症、发展变化及其预后等情况，并根据不同的兼症，分别提出了主治腧穴。

消渴黄瘅：主要论述了五谷之气停留不行，溢而为病，则发生消渴、黄瘅等病。其中介绍了消瘅和黄瘅的外候；脾瘅、消瘅、口甘等病的病因、病机、治疗原则和禁忌；消渴及黄瘅的主治腧穴。

崩中瘀血呕血唾血：主要论述由于摄生不慎，动作失度，影响身体健康，并能诱发崩中、瘀血、呕血、唾血等疾病。文中介绍了养生的重要意义及五劳所伤；血枯病、劳风病的病机、症状和治疗；崩中、瘀血、呕血、唾血等症的腧穴主治。

欠、哕、唏、振寒等病：主要论述了欠、哕、唏、振寒、噫、嚏、軃、泣出、太息、涎下、耳鸣、啮舌、善忘、善饥等 14 种疾病的病因、病机以及针刺治疗方法。

瘖不能言：主要论述了喉咙、会厌、唇、舌、颃颡、悬雍垂、横骨等对于发音的作用，会厌大小厚薄对发音的影响，寒邪侵犯会厌，卒然无音的病机和治法，喑不能言的腧穴主治。

睡眠障碍、肉苛、喘息：主要根据卫气"昼行于阳夜行于阴"和阴跷、阳跷相交等生理机能，论述其目不得眠，不得视，多卧、卧不安，不得偃卧等症的病理机制和治法；肉苛的发病机制和预后；喘息的不同病机与肺、胃、肾三脏的关系；各种病证的腧穴主治。

目病：主要论述了五脏六腑精神魂魄与目的关系及发生"迷""惑"的原因，根据目病的外候，测知与病情有关的脏腑经络，根据足阳明与足太阳经均联属于目系，说明目病取二经治疗的道理，并指出阴跷、阳跷二脉与瞑目、瞋目的关系，各种目病的腧穴主治。

耳病：主要论述了暴厥耳聋的病机，发蒙的针刺手法，各种耳病的针刺腧穴。

口齿病：主要论述了由于手足阳明经脉感受邪气而发生的口齿病。其中介绍了齿龋痛的辨证，及"上齿龋痛应取之在鼻与頄前，下齿龋痛应取臂"的治疗原则；各种口齿病的腧穴主治。

衄血：主要论述了血溢口鼻而致衄的各种原因及主治腧穴。

喉痹咽痛：主要论述了喉痹、咽痛的不同兼症及腧穴主治。

②外科病

在3篇外科病文献中，论述了近30种证候，并介绍了主治腧穴。

内痈：主要论述邪气结聚于下脘发生内痈的病机与证治，介绍了因"喜怒不适，食饮不节，寒温不时"，虫积下脘而致下鬲病的病机、症状和治法；胃脘痈的诊断特点；肺痈、肝痈、肾痈的主要症状。

痈疽厉风浸淫疮：分上、下两篇。主要论述了因风寒邪气侵犯人体，使经脉不能通畅，而发生的各种痈疽、厉风、浸淫疮。文中介绍了痈疽的病机、治疗原则以及顺证和逆证的辨证，各种瘤（如筋瘤、昔瘤、骨瘤、肉瘤、肠瘤等）病的病机；痈和疽的区别；各种痈疽（如颈痈、骨蚀、腋痈、唇痈、夭疽、脑烁、疵痈、米疽、井疽、甘疽、败疵、股胫疽、锐疽、赤弛、兔啮、走缓、四淫、厉风、脱疽等）的症状、治法和预后；有关痈疽、厉风、浸淫疮等病的腧穴主治。

瘤瘿：主要介绍了瘤瘿的腧穴主治。

③妇科病

仅1篇，提出妇人杂病近20种证候。主要论述了妇人重身九月而瘖的道理，怀妊的脉象，产后热病的预后诊断，以及不孕、带下、阴痒、胞中痛、奔豚、阴寒、产余疾、妒乳、疝瘕、漏下、血闭、乳痈、难产等的症状和腧穴主治。

④儿科病

仅1篇，提出小儿杂病近10种证候。主要论述了小儿惊痫、瘛疭、飧泄、食晦、脐风等病的诊断、预后和腧穴主治。

上述疾病证治，是秦汉以来针灸治病的临床总结，对后世针灸学的发展影响极大。

《针灸甲乙经》是皇甫谧一生创作生涯的精华，它的刊行，标志着我国针灸学的又一次重大发展，使针灸学第一次专门化、系统化，奠定了针灸专科化的基础。

（二）独特的哲学观与方法论

1. 重视天人相应整体观

针灸经验与理论知识的总结，与中国传统医学独特理论体系经络学说的形成与发展，关系十分密切。回顾其历史，显然也与中国医学家天人相应的思想方法息息相关。《针灸甲乙经》理论源于《内经》，在《素问》《灵枢》之论述中，天人相应思想十分浓厚。皇甫谧的天人相应思想对于编撰《针灸甲乙经》和针灸学理论体系构建影响颇大，下面就从阐释人体生理、病机、指导诊疗三方面作一探讨。

（1）论述生理，天人相参，相顺而治

人与外界环境统一的整体观，在皇甫谧阐述人体生理方面体现得尤为突出，他认为："人与天地相参，与日月相应也"（《针灸甲乙经·卷六·八正八虚八风大论第一》）。例如：强调了人体阴阳、脏腑解剖生理之气，皆与天地间之气相参。《针灸甲乙经·卷二·十二经脉络支别第一下》云："人之合于天道也，内有五脏，以应五音，五色，五味，五时，五位；外有六腑以合六律，主持阴阳诸经，而合之十二月，十二辰，十二节，十二时，十二经水，十二经脉。此五脏六腑所以应天道也。"皇甫谧继承了《内经》天人相参的思想，认为"天有宿度，地有经水，人有经脉""经脉十二者，外合十二经水"。所以"其治以针灸，各调其经气，固其常有合也。此人之参天地而应阴阳，不可不审察之也"（《针灸甲乙经·卷一·十二经水第七》）。此外，他认为："经脉十二，以应十二月。十二月者，分为四时，四时者，春夏秋冬，其气各异，营卫相随，阴阳相和，清浊不相干，如是

则顺而为治矣。"提出经脉气血运行，顺应四时阴阳变化为顺，即"相顺而治"；若不能适应，就会出现逆乱为患（《针灸甲乙经·卷一·阴阳清浊顺治逆乱大论第四》）。还将天人合一思想用以说明人身365腧穴对应365日，言"孙络溪谷，三百六十五穴会，以应一岁"（《针灸甲乙经·卷三·头直鼻中发际旁行至头维凡七穴第一》）。在腧穴命名上，也与天人合一整体观紧密相关，如应山谷之合谷、漏谷、阳谷、前谷、陷谷、通谷、然谷穴等；应水溪之天溪、太溪、阳溪、后溪、解溪穴等；应水池之天池、曲池、阳池、风池穴等；应海之小海、照海、血海、气海穴等；应泽之曲泽、尺泽、少泽穴等；应渊之太渊、渊腋穴等；应水泉之天泉、曲泉、涌泉、水泉、极泉、廉泉、阳陵泉、阴陵泉穴等；应水渎之四渎、中渎穴等；应水渠之经渠穴等；应水井之天井、肩井穴等；应水都之阴都、中都、大都穴等；应水沟之支沟、蠡沟、水沟穴等，将穴位命名与天地间之山川河流联系起来。

（2）论述病机，天人合一，相逆而乱

皇甫谧认为，季节气候对人体病变影响很大，风调雨顺之年少发疾病且轻，"因岁之和而少贼风者，民少病而少死"；遇虚风贼邪多的年份，疾病多且重，"岁多贼风邪气，寒温不和，则民多病而死矣"。在《针灸甲乙经·卷六·八正八虚八风大论第一》还指出："得三虚者（乘年之衰、逢月之空、失时之和），其死疾；得三实者（逢年之盛、遇月之满、得时之和），邪不能伤人也。"认为虚风乃"从其冲后来者……主杀害"，所以在不同季节应根据虚风的方向避免其侵害，"必谨候虚风而谨避之。辟邪之道，如避矢石，然后邪弗能害也"。并论及八风致病部位，如南风伤心和脉，其气热；西南风伤脾和肌，其气弱（湿）；西风伤肺和皮毛，其气燥；西北风伤小肠和手太阳经；北风伤肾、骨和足太阳经，其气寒；东北风伤大肠和手阳明经；东风伤肝和筋纽，其气湿；东南风伤胃和肌，其气体重。此较之六淫风邪所伤内容更显丰富，值得进一步研究。

皇甫谧认为，月之满空对人体有所影响。如其云："至其月郭空，则海水东盛，人血气虚，其卫气去，形独居，肌肉减，皮肤缓，腠理开，毛发薄"，此时人体卫外不足，邪气易侵，且病情较急骤危重（《针灸甲乙经·卷六·八正八虚八风大论第一》）。

皇甫谧还重视昼夜晨昏对疾病的影响。在《针灸甲乙经·卷六·内外形诊老壮肥瘦旦慧夜甚大论第六》根据"春生夏长，秋收冬藏，人亦应之"的道理，将一日一夜分四时，论述了一日之中随着卫气节律性变化，病人病情随之出现旦慧、昼安、夕加、夜甚的变化。并认为，"邪气之于身也，以胜相加，至其所生而愈，至其所不胜而甚，至于所生而持，自得其位而起"，"病在肝，平旦慧，下晡甚，夜半静……病在心，日中慧，夜半甚，平旦静……病在脾，日昳慧，平旦甚，日中静……病在肺，下晡慧，日中甚，夜半静……病在肾，夜半慧，日乘四季甚，下晡静"（《针灸甲乙经·卷六·五脏传病大论第十》）。对后世按照时辰判断病情和治疗疾病提供了理论依据。

（3）指导诊疗，顺天之时，而病可期

皇甫谧在《针灸甲乙经·卷五·九针九变十二节五刺五邪第二》中指出，九针的创制是应天地之数的。其云："九针者，天地之数也。天地之数，始于一，终于九。故一以法天，二以法地，三以法人，四以法四时，五以法五音，六以法六律，七以法七星，八以法八风，九以法九野。"并告诫说："用针者，不知年之所加，气之盛衰，虚实之所起，不可以为工矣。"这也是天人合一思想的体现。

皇甫谧按季节准确取穴的思想，更为可贵。皇甫谧认为"四时阴阳者，万物之根本也。所以圣人春夏养阳，秋冬养阴，以存其根，逆其根则伐其本矣"，指出："人有五脏，五脏有五变，五变有五腧，故五五二十五腧，以

应五时。"(《针灸甲乙经·卷一·五脏变腧论第二》)并指出应时辨证取相应五腧穴治疗的方法。据此提出"顺天之时，而病可与期，顺者为工，逆者为粗也"(《针灸甲乙经·卷六·内外形诊老壮肥瘦旦慧夜甚大论第六》)的治疗原则。根据"春夏秋冬，其气各异"(《针灸甲乙经·卷六·阴阳清浊顺治逆乱大论第四》)的自然变化规律，他制定了冬刺井，春刺荥，夏刺输，长夏刺经，秋刺合的五变应五腧的针刺方法(《针灸甲乙经·卷一·五脏变腧第二》)。他在《针灸甲乙经·卷五·针灸禁忌第一上》中"四时之气，各有所在，灸刺之道，气穴为宝"的说法，也是这种思想的体现。皇甫谧在《针灸甲乙经·卷五·针道终始第五》说："春气在毫毛，夏气在皮肤，秋气在分肉，冬气在筋骨，刺此病者，各以其时为齐。"据此制定针刺方法，《针灸甲乙经·卷五·针灸禁忌第一上》中指出，春夏阳气浮于外，邪居浅，刺宜浅，应当春取络脉诸荥、夏取诸输孙络，只能浅刺至皮肤分肉之间；秋冬阳气伏于内，邪居深，刺宜深而久留。应当秋取诸合，冬取诸井，可以深刺至分肉筋骨之间。同时，更应注意针刺的深浅，"甚者深取之，间者浅取之"。他还指出："正月、二月、三月，人气在左，无刺左足之阳。四月、五月、六月，人气在右，无刺右足之阳。七月、八月、九月，人气在右，无刺右足之阳。十月、十一月、十二月，人气在左，无刺左足之阴。""大寒无刺，大温无凝，月生无泻，月满无补，月郭空无治。"(《针灸甲乙经·卷五·针灸禁忌第一上》)这些针刺及禁忌原则在临床实践中都是非常重要的。

皇甫谧根据"旦慧、昼安、夕加、夜甚"的昼夜疾病变化规律，以及营卫运行周次与四时昼夜消长等方面的相应情况，提出了"平旦为纪，夜尽为始"，"谨候其气所在而刺之，是为逢时，病在于阳分，必先候其气之加在于阳分而刺之；病在于阴分，必先候其气之加在于阴分而刺之"的治疗原则。并解释"刺实者刺其来，刺虚者刺其去"，告诫医者"谨候其时，病可与期，失时反候，百病不除"（《针灸甲乙经·卷一·气息周身五十营四时口分漏刻第九》）。着重指出辨证择时选穴治疗的重要性。有学者据此认为，皇甫谧是子午流注针法的倡导者，不无道理。

总之，皇甫谧撰述《针灸甲乙经》的思想方法，是以传统的天人合一思想为指导的，虽然多系直接源于《素问》《针经》与《明堂孔穴针灸治要》，但更重要的是他把这一思想方法用以指导针灸学理论框架的构建，使之系统化并运用以论述腧穴、经络、疾病理论、针灸治疗理论，为构建针灸理论体系奠定了基础。正如其在《针灸甲乙经·序》中所说："内考五脏六腑，外综经络血气色候，参之天地，验之人物，本性命，穷神极变，而针道生焉。"学习与应用针灸者不可不察。

2. 倡导"事类相从"整理研究方法

针灸学的理论、技术、方法等虽然是有着悠久历史的学问，但在皇甫谧之前并未形成专书。在《内经》一书中，特别是《灵枢》与《明堂孔穴针灸治要》中，应该说已积累了极丰富的针灸理论与方法技术，但终未能成为针灸学专著。无怪乎皇甫谧曾尖锐评述曰："其学皆出于《素问》，论病精微。《九卷》是原本经脉，其义深奥，不易觉也。又有《明堂孔穴针灸治要》，皆黄帝、岐伯选事也，三部同归，文多重复，错互非一。甘露中（256—259），吾病风加苦聋百日，方治要皆浅近，乃撰集三部，使事类相从，删其浮辞，除其重复，论其精要，至为12卷。"皇甫谧在这段序文中，一方面评述了没有一部简明切要的针灸学专书之状况，一方面指出他阅读三部书的亲身感受，又叙述交代了自己撰著《针灸甲乙经》的指导思想与方法。皇甫谧整理研究的方法，可以说是达到时代的先进水平。他的研究方法源于《易经》，如其序文中强调："《易》曰：'观其所聚，而天地之情事见矣'，况物理乎，事类相从，聚之义也。"对照现存之《素问》《灵枢》和《针灸甲乙经》，其渊源关系确实甚为密切，但同时发现皇甫谧之整理研究，严格地按照"事类相从"的方法，进行了认真的归类论述，删除重复，论其精神、工夫令人钦佩，学识让人称颂。

在编撰体例上，皇甫谧打乱了《素问》《灵枢》篇次的界限，按类相编。将《针灸甲乙经》与今本《素问》《灵枢》内容对比，《素问》被全收者约29篇，大部分或部分收者约25篇，个别收者约4篇，未收者20篇（包括运气七篇及刺法、本病2篇）。《灵枢》被全收者约57篇，大部分或部分收者约19篇，个别收者约3篇，未收者仅1篇。在编排结构上，《针灸甲乙经》的128篇中，有48篇是由《素问》《灵枢》两书的经文组成。其中32篇是将《灵枢》的经文放在前，有16篇是将《素问》经文编在前。收《灵枢》较《素问》为多，书中大部分篇文以《灵枢》经文起首，反映皇甫谧在内容安排上突出《针经》，重在针灸的指导思想。

3. 创医学专科书总论各论叙述法

皇甫谧撰写《针灸甲乙经》，虽以《易经》所述之"事类相从"思想方法为指导，但他同时还指出："其本论，其文有理，虽不切于近事，不甚删也。若必精要，后其闲暇，当撰核以为教经云尔。"说明皇甫谧对自己"事类相从"的整理研究，还是很不满意的。在实际删除重复时，"虽不切于近事，不甚删也"，强调"若必精要，后其闲暇，当撰核以为教经云尔"。把完善高水平针灸学的精要工作，留待闲暇时再作仔细的核实、查对，使之更为翔实科学。这种实事求是、精益求精的态度也是十分可贵的。皇甫谧遵循"事类相从，聚之义也"思想方法的指导，对《素问》《灵枢》《明堂孔穴针灸治要》三部经典著作有关针灸理论与经验，进行了系统的整理研究，特别是有关经络、腧穴、疾病主治、针灸方法、治疗禁忌、预后等，分析综合，以类归并，删繁除重，以求简约，做出了卓越的贡献。同时，对针灸学的发展还做出了新的贡献，如他比《内经》增加188个新穴，还将《内经》十二经循经取穴的方法，改为分部位依经络线检穴法，从而方便了初学者的学习掌握。医史学家范行准在论述皇甫谧的贡献时指出："但其主要内容，重在明堂针灸之事，故于脏腑气血经脉流注，经穴刺入分寸，及下针留呼多少等，言之甚详。因此，他在医学上树立了新的学风，即删繁去复，以类相从，做了综合性的编辑，故文简意赅，以实用为依据。考订旧文，打破汉儒徒守一经的旧习，此种循名责实工作，可能受当时'名学'的影响，同时并给后人开辟了研究医经之门。"皇甫谧整理研究针灸学由于思想方法符合医学科学发展之规律，加之又注入了新的丰富内容与科学的思维方法，不墨守旧规，敢于在前人基础上创新，使《针灸甲乙经》之成书，反映了时代的先进水平，并影响后代千百年而不衰，甚至在国外也以之为学生之教材，近年仍有相继英译、法译以作国际针灸学界研习中国针灸学之范本。

正因为其思想方法先进，《针灸甲乙经》一书的分类叙述，也表现了该书还具备了医学专科著作之总论、各论科学体裁的框架结构，是皇甫谧在发展针灸学思想方法方面的又一重要贡献。如果我们将《针灸甲乙经》的12卷框架结构与内容，加以综合分析，不难发现其严谨的规范工夫。为什么以"甲乙"命名，日本人丹波元坚依据《隋书·经籍志》所载书名《黄帝针灸甲乙经》为10卷，以甲、乙……庚、辛为卷第，故而命名，但以之解释《旧唐书》《新唐书》为12卷、13卷者，则显然欠当。考"甲乙"二字，当为等级、次第之意，则卷数之差异也就不成为问题了。但从皇甫谧将自己针灸学著作以甲乙命名，也可看出其等级次第规范思想的架构要求了。分析一下《针灸甲乙经》12卷，其结构与丰富内容的事类相从，综合分析的条分缕析，使人感觉到其论述之层次是十分严谨的。即：第1卷为医学总论，综合简要叙述人体之生理解剖知识，对五脏六腑、营卫气血、精气神及体表与内脏之关系等，作了重点的论述。第2～6卷，则是针灸学总论，分别次第较系统论述人体之经络系统，包括十二经脉，奇经八脉，以及骨度、肠度、肠胃所受之解剖、生理功能与疾病变化；次则厘定348穴及腧穴主治，更对循经取穴法传统改进为分部位依线检穴法，即按头、面、项、胸、腹、四肢等部位，分作35条线检穴；次则总论诊法，叙述针灸之望、闻、问、切四诊，特别重点对切脉诊断予以详述；再次总论针道，对针灸工具、针灸手法技术，一一详论其要；再次则就针灸学之阴阳五行学说，作为针灸之核心理论指导进行论述。最后，以第7-12卷为针灸学之各论，详述了临床各科疾病的针灸治疗原则与方法等。如：外感病的伤寒热病，内科杂病的发热狂走、寒厥、寒湿发痓、积聚、胀、肿、疟、痹等43篇，外科五官科之痈疽、口齿病等11篇，妇产科1篇，小儿科1篇。此框架结构与内容之鉴别分述是富有创新的，影响也是深远的。

（三）类编《内经》第一家

以前普遍认为《针灸甲乙经》属于专题发挥《内经》的针灸专著。但通过将《针灸甲乙经》与《素问》《灵枢》等书反复逐字逐句地对照，发现它也是一部最早分类研究《内经》的不朽之作。

1. 分类最早，简练概括

皇甫谧在《针灸甲乙经》自序中指出，《内经》"有不编次"的不足。因此他对《内经》进行了"事类相从"的编次、整理。他的这些认识和做法，在医学史上都是第一家。

（1）《针灸甲乙经》符合类编的条件

《内经》是现存最早的一部中医学典籍，将《内经》进行类编，正是发挥经旨，便于学习和研究的一种好方法。关于类编的方法，大体有两种，一种是全选，把所有的内容全部归类保存下来；一种是节选，有选择性地进行分类。但是不论属于哪一种类编形式，都要具备以下三个条件：①从体例上讲，必须拆开《内经》的原有编次，以问题的不同属性进行分类。②所选《内经》内容，必须达到足够的量。③从观点上讲，必须能够概括

《内经》的精神实质，将其主要观点，都包括进去。

《针灸甲乙经》是不是具备了以上三个条件呢？依次作如下分析。

关于第一个条件，《针灸甲乙经》共 12 卷 128 篇。每一篇的篇名、内容都与《内经》不同，都是经过重新编次的。重新编次后，不仅篇名能概括其中的内容，而且观点更为集中精炼。如关于藏象学说的内容，在《内经》中散见于 29 篇之多，其中《素问》17 篇，《灵枢》12 篇，《针灸甲乙经》则归类在 15 个论题中集中论述。

《针灸甲乙经》的每一篇，几乎都是由《内经》若干篇中相关的内容组成。例如：卷五《针道第四》，分别由《灵枢》的《九针十二原》《官能》《本输》《寒热病》，及《素问》的《宝命全形论》《刺禁论》《八正神明论》计 7 篇组成。

《内经》中几乎每一篇，都包括多种内容。如《灵枢·逆顺肥瘦》篇，其中有针刺和冲脉的内容。《针灸甲乙经》将针刺部分归类在卷五的《针道自然顺逆》篇，冲脉部分则归类在卷二的《奇经八脉》篇中。

即使在对待一两句话的编排上，《针灸甲乙经》同样是严肃认真的。如《素问·阴阳应象大论》是以论述阴阳为主，而其中"冬伤于寒，春必病温""夏伤于暑，秋必病疟"两句主要是说明热病规律的。因此《针灸甲乙经》将这两句话收在卷七的《六经受病发伤寒热病上》中，与其他论述"热病"的内容归在一起，也是很恰当的。

关于第二个条件，《针灸甲乙经》从《灵枢》的 81 篇中，选 79 篇，其中全文选的有 51 篇，只有两篇未选。从《素问》81 篇中选 60 篇，其中全文选的有 30 篇，除去皇甫谧在序中提到的"有所亡失"的第 7 卷两篇和王冰补入的七篇大论之外，未选的有 12 篇。因此《针灸甲乙经》已包括了《内经》中绝大部分篇章。虽然有所摒弃，但是舍得有理，具体理由将在下文讨论。

关于第三个条件，《内经》的内容主要包括阴阳五行、五运六气、藏象、经络、病因、病机、诊法、治则、针灸、摄生等。这些内容在《针灸甲乙经》都已完整地保存着。该书卷六的第四、第六、第七篇和卷一的第十六篇，都是专门论述阴阳五行的，卷一的大部分篇章是专门论述藏象的，卷二论述经络，卷六论述病机，卷四和卷一的第十五篇论述诊法，卷七至卷十二论述病因、病机及辨证论治，卷五论述针灸法则，卷六的第十一、十二两篇论述摄生。可见《内经》的主部内容，都已囊括在内，而关于五运六气部分，主要系皇甫谧以后的王冰所加，故不可能选入。

综上所述，《针灸甲乙经》具备了构成类编的三个条件，所以完全可以堪称为类编。因为有所舍，故属于节选类编。

通过将《内经》重新编次、分类，《针灸甲乙经》更显得条目清晰，层次井然。综观全书，基本由两大部分组成：卷一至卷六为基础理论，卷七至卷十二为辨证论治。总的顺序是先理论后临床，与现代中医教学的授课程序完全一致。

（2）节选类编《内经》第一家

现在普遍认为，最早类编《内经》的是杨上善的《黄帝内经太素》。从时间上讲，此书不仅比《针灸甲乙经》约晚三百多年，而其主导思想也是效法《针灸甲乙经》。正如黄以周所说："《太素》改编经文，各归其类，取法于皇甫谧之《针灸甲乙经》"。《太素》所列条目，也与《针灸甲乙经》大同小异，只是顺序略有颠倒。

关于节选类编《内经》的专著，一般都首推元代滑寿的《读素问钞》。从时间上讲，此书比《针灸甲乙经》晚了约一千多年；从内容上看，也只是选编了《素问》。仅就《素问》的内容看，与《针灸甲乙经》比较，虽有取舍的不同，但所选总量，比《针灸甲乙经》少了许多。再就其分类方法上看，也与《针灸甲乙经》基本相司，只是条目顺序不同，没有多少实质突破。故皇甫谧的《针灸甲乙经》应是节选类编《内经》第一家。

2. 方法严谨，取舍合理

皇甫谧在类编《内经》过程中，舍去了《素问》中的 12 篇和《灵枢》中的 2 篇全文。另外一些篇章，也各有所舍。通过分析笔者认为，他舍得很有道理，并没有去掉《内经》中的主要内容和观点。按照《针灸甲乙经》自序所说，主要做了两方面的工作。

（1）去其重复，保留经旨

《针灸甲乙经》序中说:《内经》中有"文多重复"的问题。所谓"文多重复"，就是指在《内经》不同篇章中有文字相同或是文义相近的段落。据不完全统计，文字完全重复的有 20 多处，文义相近的有 30 多处。

比如上文所述，关于藏象学说的内容，在《内经》中共涉及 29 篇，而《针灸甲乙经》只引用了其中的 24 篇。舍去的 5 篇，都是属于重复的。如"心为意，肺为咳，肝为语，脾为吞，肾为欠为嚏"这句话，分别出现在《素问·宣明五气》和《灵枢·九针论》中。《针灸甲乙经》采取了舍一取一，正是为了避免重复。

又如，《灵枢》论及"九针"的主要有 3 篇，即《九针十二原》《官针》《九针论》，3 篇内容有详有略，有异有同。《九针论》论述较详，《针灸甲乙经》以该篇为主，又补入了论述"九针"使用方法较详的《官针》的部分内容。虽然舍去了内容重复的《九针十二原》等篇的全部论述和《官针》的部分论述，而有关"九针"的全部内容，却已保留无遗。

（2）删其浮辞，论其精要

《内经》中存在的另一个缺陷是浮辞甚多。皇甫谧针对这一缺陷，采取了"删其浮辞，论其精要"的做法。其浮辞表现在三方面:

一是完全与医学无关的内容。如《素问·上古天真论》开篇即是"昔在黄帝，生而神灵，弱而能言，幼而徇齐，长而敦敏，成而登天"，这段话与医学毫无关系，因而《针灸甲乙经》将其删去。

又如，《灵枢·禁服》："雷公向于黄帝曰：细子得受业，通于《九针》六十篇，旦暮勤服之，近者编绝，久者简垢，然尚讽诵弗置，未尽解意矣，外揣言浑束为一，未知所谓也，夫大则无外，小则无内……黄帝曰：未满而知约之以为工，不可以为天下师。"这一段议论共395个字，《针灸甲乙经》只取其中最精要的话："雷公问曰：外揣言浑束为一，未知其所谓，敢问约之奈何？"仅22字，而删去其中大部分不切本题的文字。

二是有些问与答的内容，结论一致。答语完全可以概括本段内容，《针灸甲乙经》只取答词，而删去问语。如《针灸甲乙经》删《灵枢·九针十二原》"黄帝问岐伯……余欲微针就其经脉，调其血气，营其逆顺出入"，而仅取岐伯的答话"小针之要，易陈而难入"。

三是《内经》中有些比喻并不十分恰当。如《灵枢·邪客》中一段："黄帝问于伯高曰：愿闻人之肢节，以应天地奈何，伯高答曰：天圆地方，人头圆足方，以成之。天有日月，人有两目。地有九州，人有九窍。天有风雨，人有喜怒……针道毕矣。"此以自然界的现象比喻人体，较为牵强，因此《针灸甲乙经》也将其删去了。

通过"去其重复"和"删其浮辞"的处理，虽然《针灸甲乙经》的文字比《内经》少了许多，但却无损于《内经》的精神实质，而使其内容更为简练而明确。

笔者认为，《针灸甲乙经》是我国第一部类编《内经》的典籍，以往只将它视为现存最早的针灸专著，而忽视了其在类编《内经》方面的地位，是不恰当的。同时，皇甫谧在类编过程中，表现出极为严谨的治学态度和科学的类编方法，对《内经》进行了合理的取舍和归类，既保留了《内经》的精神实质，又使《内经》的内容更加精炼、更加系统。故《四库全书总目提要》谓："至今与《内经》并行，不可偏废，盖有由矣。"

　　经整理类编的《针灸甲乙经》易于掌握，较之《素问》《灵枢》，更切实际。不过亦存有可商之处，如黄以周《儆季文钞》所言"既以人身分部，独于手足题十二经之名，岂十二经专属手足，而头面、肩背、胸腹之穴，无关于十二经乎？此皇甫谧之疏也"。此处的确是失误。因他自言"撰集三部"，显然未广泛引用其他典籍，故来源大部均未标明出处列举书名，更没有在条文前加某曰字样。而其中冠以"《素问》曰"《九卷》曰"《灵枢》曰"《难经》曰""张仲景曰""杨上善曰"，可能为整理者随笔植入的，特别"杨上善曰"就是最明显的例子。《四库全书总目提要》说："句中加注，多引杨上善《太素经》、孙思邈《备急千金要方》、王冰《素问》注、王维德《铜人图》，参考异同，其书皆在谧后，盖宋高保衡、孙奇、林亿等校正所加，非谧之旧也。"

（四）保存针灸文献资料

　　《针灸甲乙经》最主要贡献之一，无疑是它的原始资料性。该书最早最完整地收集和整理了自黄帝始至魏晋以前针灸方面的大量原始资料。通过现存的经宋代林亿等人整理过的《针灸甲乙经》校订本，可以看到该书1卷、2卷及4～6卷为基础理论部分；3卷为腧穴，共列腧穴348个；卷七至卷十二，为病证论述及主治腧穴。该书论病的内容，源于《内经》；而主治腧穴，则是源于《明堂孔穴针灸治要》；共收载针灸治疗各种病证的腧穴主治千余条。

　　随着时间的推移，有的原著已经湮灭，如《明堂孔穴针灸治要》一书，唐代以后已经亡佚。考《隋志》有明堂孔穴图5卷，又明堂孔穴图3卷，《唐志》有黄帝经明堂13卷，黄帝十二经脉明堂五脏图1卷，黄帝十二经脉明堂偃侧人图12卷，黄帝明堂3卷，又杨上善黄帝内经明堂类成13卷，杨元孙黄帝明堂3卷，今并亡佚。《针灸甲乙经》保留了《明堂孔穴针灸治要》的基本内容，使得有价值的资料在该书中得以比较完整地保存，并且节解章分，具有条理，寻省较易，显示出其不可替代的文献价值。黄龙祥提出《针灸甲乙经》是《黄帝明堂经》唯一的较完整的直接传本，是考察古代针灸腧穴的源头文献，具有极高的文献价值。黄龙祥即根据《针灸甲乙经》，完成了《黄帝明堂经》辑校版的编撰。

（五）经络学说的系统化

《针灸甲乙经》在晋以前医学文献的基础上，对人体的十二经脉、奇经八脉、十五络脉以及十二经别、十二经筋等之生理功能、循行路线、走行规律及其发病特点等作了概括和比较系统的论述，成为后世对此学说研究论述的基本依据。

1. 系统阐述经络学说

经络是人体内联络脏腑，沟通表里，流通气血的网络组织，是针灸疗法赖以获效的物质基础。《针灸甲乙经》对此尤为重视，其卷二以大量篇幅汇萃了这方面的知识。

（1）经络内容

《针灸甲乙经》所收经络内容，与我们今天所知的经络内容已大致无差。计有十二正经、奇经八脉、十二经别、十二经筋、十二皮部、十五络以及不可胜数的孙络、浮络，而且确定了经络阴阳属性及与脏腑肢体的关系。《针灸甲乙经》汇集之后的经络内容，较之以前更为系统、集中。

（2）经络循行

《针灸甲乙经》在全面汇集经络内容的基础上，还详细指明了经络的循行规律、起止点、长度，这对于疾病的定位，施针用灸时的准确取穴以及针刺感传现象的研究，都是十分必要的。

（3）经络生理

《针灸甲乙经》主要阐明了经络通行经气、沟通表里、联系上下的总体作用，以及各经气血盛衰、开合流注等具体特点。论述似嫌粗略一些，但这是一个很复杂的问题，即以今日之高度发达的科学手段，也还远远未能揭示其全部的奥秘。

（4）经络主病

《针灸甲乙经》对经络主病讨论最详，既论述了经脉循行径路的病证，又论述了经气变动引起所连脏腑的病证，还论述了脏腑本身的病症，以及由脏腑病变延及所属经脉的病证；还指明十二皮部没有独立的主病，但却是外邪伤犯人体的必由之路。

2. 论经络与腧穴的关系

《针灸甲乙经》卷三对所有腧穴都一一指明了其内在的经脉联系，其所创划线布穴法，在布穴线上所定的穴位点，也是以内在经络为根据的。《针灸甲乙经》正是从这样的角度，阐明了腧穴是脏腑经络之气转输于体表的特定点，脏腑经络则是腧穴的内在物质根据。由于物质之气的流注转输，实现了几者之间的有机统一。其中，经络与腧穴有着最直接的联系。经络学说至魏晋而臻于完善，《针灸甲乙经》是最集中的体现。

3. 创以部列穴之方法

皇甫谧《针灸甲乙经》分部依线厘定了348穴，其以四肢分经、躯干分部法排列穴位，使之系统化。

（1）以部列穴的合理性

腧穴与经络密切相关不可分剖，而经络循行在人体不同部位又各有特点，且必然反映于经穴关系之中。基于这一点，《针灸甲乙经》将头、面、躯干部腧穴以部排列，而不像四肢穴那样全部归经，是合理的。即：头、面、躯干部经脉循行多有曲折交会，相应地经穴关系则较为复杂，许多腧穴位于多条经脉循行交叉点上，由多经脉气所发。

①奇经八脉与正经交会多在头、面、躯干

奇经八脉在经络系统中占有重要地位，它对十二经脉、经别、络脉等起着广泛的联系作用。奇经八脉多循行分布于头、面、躯干，且与十二正经纵横交错。《难经·二十八难》记载了八脉循行，其中督、任、冲、带四脉循行不及上肢。阴跷、阳跷、阴维、阳维四脉虽经下肢循行至头、面、躯干，但在下肢很少与正经交会。据统计，奇经八脉与正经交会有腧穴所在者共59处，其中仅12处在下肢，余47处均在头、面、躯干。

②十二经别过头、面、躯干与表里经交会

十二经别是十二正经的别行支脉，主要分布在胸腹和头部，也是经络系统的重要组成部分。经别具有特定的循行特点，即"离合出入"。通过这一离合出入，加强了脏腑经脉之间在头、面、躯干部的联系，并使经脉之气相互会合交通。

③脏腑之气转输于背部交会足太阳膀胱经

足太阳膀胱经在腰背部分布于督脉两旁，直脉与支脉形成两条侧线。背俞穴与脏腑及所属十二经脉的关系比一般腧穴更为密切专一，其内应于特定脏腑，外注于背部。脏腑之俞均在背部膀胱经，而十二正经并非均过背部，故其气之转输单靠十四经脉纵行路线是不能完成的，须赖于经络横向联系系统"气街"来完成。

④"气街"多在头、面、躯干

"气街"既是气聚之所，又是气行之路，其作为横向通路，与纵行之十四经形成密切的网络结构，共同联系调节着人体脏腑经络气血，脏腑经脉之气可以通过"气街"横向转输。凡"气街"有四。《灵枢·卫气》篇云："请言气街：胸气有街，腹气有街，头气有街，胫气有街。故气在头者，止之于脑，气在胸者，止之于膺与背俞，气在腹者，止之于背俞，与冲脉于脐左右之动脉，气在胫者，止之于气街，与承山踝上以下。"可以看出，四"气街"有三者分布于头项、躯干部位，只有胫之"气街"位于下肢。也就是说，各经脉之气聚集之所多在头、面、躯干，因此使头、面、躯干的经脉交会与经气沟通比四肢更为复杂。

　　总之，十二经别的离合出入，奇经八脉与正经的交会沟通，以及脏腑之气转输背部与膀胱经交会，都强化了经脉及分支在头和躯干的交会网络。位于网络交叉点上的腧穴，必然是多经脉气汇合之处，而不像主干腧穴单属某一经。可见，《针灸甲乙经》将该部腧穴按部排列，其目的即在于更客观、更全面地反映经脉的交会关系及相应的经穴关系，有其合理性。

　　（2）以部列穴的临床价值

　　①体现了局部与整体的相关性并指导临床

　　人体是一个有机的整体。在这个有机体内机体局部与整体之间、局部与局部之间及表里之间密切相关，不可分割，而其中经络的联属作用有重要意义。《针灸甲乙经》基于经络循行分布的特点，将头、面、躯干部腧穴分部排列，有助于我们认识局部与整体的关系，并具有指导临床的价值。

　　以部列穴便于认识局部与整体的关系：《针灸甲乙经》将头、面、躯干部腧穴分部排列，穴下注明穴与经脉关系，因此便于掌握某一部位所有腧穴及经脉所过。因为脏腑—经络—腧穴密切相关，经脉所过必然与脏腑相联，而经脉在局部的循行是其在整体分布的一部分。因此，明确了局部经脉分布，就大体可知该局部与整体之脏腑经络系统特定的相关性。比如颈部，《针灸甲乙经》卷之三列出颈部凡十七穴，其中单穴一个，廉泉为任脉脉气所发；另有双穴八个，其中人迎、水突及气舍穴三穴为足阳明脉气所发；天窗及天容为手太阳脉气所发；扶突和天鼎为手阳明脉气所发；天牖为手少阳脉气所发。据此了然可见，颈部上述穴位，多为三阳经所过（手足阳明、手足少阳及手太阳经），亦有任脉循行。因而可知，颈部不论在生理或发病上都与整体之任脉、手足阳明、少阳和手太阳经及相关脏腑关系较为密切，或具有特定关系。

　　因此，《针灸甲乙经》在说明腧穴分布情况时，虽然采用了分割的形式——将头、面、躯干分为若干部，但实质上并没有使这些局部各自独立，也没有割断局部与整体的关系，反而使局部与整体的关系更显而易见。

对临床的指导意义：临床上腧穴主治作用分为四个方面内容。其一为近治作用；其二为远治作用；还有全身治疗作用和双向性、特异性作用。此处主要取前两者论述。近治作用为腧穴的治疗范围有三：一是腧穴所在部位；二是腧穴所在部位深部的内脏；三是腧穴所在部位周围的器官组织。远治作用也有三种意义：其一治本经所属脏腑的疾病；其二治与本经相通的远隔部位组织器官的疾病；其三治有关脏器疾病。由此可见，近治作用体现了腧穴与其所在部位的关系，是局部治疗的手段；远治作用体现了腧穴与所属经脉的关系，为整体治疗必不可少。《针灸甲乙经》按部列穴，使局部腧穴分布一目了然，随手可取。首先为中医治疗提供了方便，更需强调的是，该方法也对局部病变的整体治疗具有指导意义，更能从局部与整体的相关性出发而指导临床。以落枕为例，该病由多种原因导致局部气血阻滞，经络不畅，筋脉拘挛而引发，其表现为颈部肌群紧张、活动受限、疼痛，甚则颈项强直或偏斜。根据《针灸甲乙经》对颈部腧穴的记载，可知颈部有三阳经及任脉所过，即落枕这一局部病变与此四脉都可能有关。因此，除取颈部穴位局部治疗以外，还当选取三阳经穴进行整体调整；进一步根据病情，偏重在中后部涉及肩胛者，以手少阳为主；偏重在两侧者，以足少阳为主；偏重在前涉及胸者，以足阳明为主。另有不适涉及上背正中者，其为督脉所过，督脉总督三阳经，又能从阴引阳（任脉主阴），当取督脉穴为主。临床按疼痛部位循经取穴治疗头痛也获良效。

②便于体现复杂多元的经穴关系并具有临床价值

经穴关系：腧穴为经脉之气所发，而经络循行在人体不同部位又各有特点，且必然反应于经穴关系之中。由于奇经脉与正经交会多在头、面、躯干，十二经别经过头、面、躯干与表里经交会，五脏六腑之气转输于背部交会足太阳膀胱经，经络横向联系气街多在头、面、躯干，致使头、面、躯干部许多腧穴位于多条经脉循行交叉点上，由多经脉气所发。因此，以部列穴比单纯归经更能体现这种复杂多元的经穴关系。如上脘穴，分经列穴将其归于任脉，因其位于任脉循行上，但并不单由任脉之气所发，而《针灸甲乙经》在腹部穴中列出：上脘为"任脉、足阳明、手太阳之会"，其与三条经脉的关系一目了然。

临床价值：根据"经脉所过，主治所及"的原理，凡穴由多经脉气所发所者，其治疗范围也较广泛，故临床价值较高，这是《针灸甲乙经》以部列穴，全面体现经穴关系的重要临床价值。

《内经》作为现存最早的中医典籍，虽提到多种治疗疾病的方法，但具体应用却以针灸为主。全书载针灸处方 241 个（药方仅 13 个），均体现了一个基本特点：即每方取穴数目较少。分析 241 方，每方仅一穴者占总方数之 72%，每方两穴者占 16%，余 12% 每方三穴以上。《内经》这一特点对后世影响很大，体现于历代针灸学术思想中。《三国志·华佗传》记载，华佗主张"若当灸，不过一二处"；"若当针，亦不过一二处"。近代针灸大家承淡安先生分析了针灸大方的坏处。他认为一次取穴太多会增加组织损伤及机体疲劳而降低疗效。

然而，人体各部在生理病理上相互关联。有些疾病临床表现相当复杂，临床治疗时，既要少取穴，又要全面兼顾多种相关因素才能奏效。即要求取穴少而精。所以，主治范围广的腧穴应为多选首选。多经脉会所发者当属其中之一，即今之交会穴。《内经》和《伤寒论》等中医经典著作都有这方面的记载。《灵枢·寒热病》曰："身有所伤出血多，及中风寒，若有所堕坠，四肢懈惰不收，名曰体惰，取其小腹脐下三结交。"三结交即指关元穴，为足三阴、任脉之会，是《内经》中应用交会穴的雏形。《伤寒论》以辨证方治为主，也涉及针灸，其论针灸治病有 20 余条，使用频率最高的腧穴是期门，其为足太阳、足厥阴和阳维之会，取之以泻肝胆之盛，解过经不解之邪（108、109 条）；取之以泻血室之热，疗胸下满之疾（143、216条）；取之以泻热救逆，治汗下耗津之误（142 条）。

今人也善用交会穴，如有临床报道，艾灸百会穴治疗眩晕，针刺中脘治疗慢性胃炎。其中百会为督脉与足太阳脉气所发，中脘为手少阳、手太阳、足阳明和任脉脉气所会。

综上，以理论上的合理性为依据，从局部与整体关系及经穴关系学两方面论述了《针灸甲乙经》以部列穴的临床价值。这里指出作为腧穴排列方法，分部列穴与归经列穴各有所长，应当并存，并强调以部列穴更应为临床工作者所不可忽视。

（六）继承与创新针灸理论

1. 丰富与发展腧穴理论

（1）整理腧穴理论

《针灸甲乙经》对《素问》中的《气穴论》《气府论》《骨空论》《水热穴论》和《灵枢》中的《九针十二原》《本输》《根结》《经脉》《热病》《厥病》等进行了归类补充，对腧穴进行了系统的整理。皇甫谧在腧穴上的成就主要表现在三个方面：一是对穴位进行了科学的归类排列，删繁就简，论述集中，论说透彻。按部位分经脉取穴的方法，取穴方便，分类科学，对后世影响很大。二是明确了穴位的归经和部位。取穴定穴的准确与否，直接关系到治病的效果乃至生命的安危，皇甫谧对此有详细的论述。三是统一了穴位名称，并区分了正名与别名。皇甫谧对西晋以前穴名混乱、不统一做了一番系统的整理工作，从而使穴名进一步规范化和标准化，还进一步厘定了穴位的正名与别名，并总结了一些穴位的交会关系。

（2）腧穴厘定的创新

特别值得提出的是《针灸甲乙经》的腧穴和腧穴主治部分。这部分内

容来自《明堂孔穴针灸治要》，由于种种历史原因，该书早已佚失，所以
《针灸甲乙经》就成了保存《明堂孔穴针灸治要》资料的一部重要著作。该
书对针灸穴位之名称、部位、取穴方法、针灸禁忌、补泻、手法等，逐一
进行考订，并重新厘定穴位之位置，同时增补了典籍未能收入的新穴。该
著作在以前腧穴理论的基础上，拓展了腧穴的范围，扩充了腧穴的数量，
使腧穴由《灵枢》《素问》记载的160多个增加到348个，并采用了部分依
线的方法，划分了头、面、项、胸、腹、四肢等35条线路。《针灸甲乙经》
总结了晋以前的针灸治疗经验，可谓集腧穴治疗之大成。经研究发现，针
灸处方有大量的特定穴（十四经中具有特定治疗作用并有特定称号的一类
穴位，包括：五输穴、原穴、络穴、郄穴、八脉交会穴、下合穴、背俞穴、
募穴、交会穴等）的配伍组方，具有前后配穴、表里配穴、远近配穴、上
下配穴等多种配穴方法的特点，这些选穴、配穴的方法至今仍在临床上广
泛应用。虽然未完全按经络叙述穴位，但部位明确，相互关系清楚，有利
于学习和临床运用。

（3）检穴方法的创新

《针灸甲乙经》最大贡献是创造了按局部解剖定腧穴的检穴法，其将
人体头面、胸、腹、背、四肢的腧穴，均从体表划分几条线来排列。例如：
背部自第一椎循督脉下行至脊骶凡十一穴，为正中线；背自第一椎两旁侠
脊各一寸五分下至节凡四十一穴，为第一傍行线；背自第二椎两旁侠脊各
三寸行至二十一椎下两旁侠脊凡二十六穴，为第二旁行线。依此检寻腧穴，
较传统的循经取穴法更方便准确。自此之后，唐代甄权作《明堂图》、孙思
邈作《备急千金要方》、王焘作《外台秘要》等，均不出此法。《针灸甲乙
经》还创造了一些简便取穴法，例如：取风府穴，"在顶上入发际一寸，大
筋内穴穴（当为'宛宛'，据黄龙祥《中医必读百部名著·针灸甲乙经》，
华夏出版社，2008）中，疾言，其肉立起，言休，其肉立下"。取率谷，"在

耳上入发际一寸五分……嚼而取之"。取上关，"在耳前上廉起骨端，开口有孔"。这些形象的描述，有助于提高取穴的准确性，符合临床实际。

《针灸甲乙经》创新检穴法，既便利了临床运用，又能使人有所遵循，对每一腧穴均——注明了所属经脉。例如："秩边，在第二十一椎下两旁各三寸，陷者中，足太阳脉气所发，伏而取之，刺入五分，灸三壮""翳风，在耳后陷者中，按之引耳中，手足少阳之会，刺入四分，灸三壮"。

2. 规范与补充刺灸方法

《针灸甲乙经》对刺灸法操作的规范与补充也做了大量的论述。在第3卷详细地论述了腧穴的定位、刺法及灸法的操作。归纳起来有如下规律：一般头面部穴位刺3分，肢末、背部、胸胁等处刺3～4分，肩、大腿等处穴位刺5～7分，腹部穴位刺8～10分。如此根据人体不同部位的穴位，初步规范了腧穴的针刺深度。在针刺深度上，《灵枢·经水》仅有某经针入几分的原则叙述，而《针灸甲乙经》则是——做了具体的说明。在留针的时间上，《灵枢》的论述是原则性的，而《针灸甲乙经》却补充了近200个常用穴的留针呼数，少则留一呼，如少商；多则留20呼，如环跳、内庭、公孙等。《针灸甲乙经》从7～12卷，以将近该书一半的篇幅记述了大约200种病证500多个处方，其内容是现存晋以前其他古医籍中所未记载的。

关于化脓灸，最早的记载要数《针灸甲乙经》的发灸疮之说。此法对后世各家强调用灸必发灸疮的主张影响较大。直到清代，李守先在《针灸易学》一书中还提到："灸疮必发，去病如把抓"。关于灸的壮数，《针灸甲乙经》也作了初步的规范。归纳如下：一般穴位每次灸3～4壮；其中头部、颈、肩、背等多为3壮；胸、腋、腹部多为5壮；最少者如肩井穴，灸1壮；最多为大椎穴，灸9壮；个别如环跳穴，则灸至50壮。这些灸量的记载与现代临床应用基本一致，可见其影响之深远。

（七）腧穴主治方面的贡献

1. 总结穴位主治规律

《针灸甲乙经》内容广泛，其治疗篇治疗疾病涉及内、外、妇、儿各科，在此将本书穴位主治规律作一探讨。经统计第 7 卷到第 11 卷的选穴可知，这部分内容中共用 946 穴次，分析上述穴位可明显发现两条规律，这些规律充分反映出穴位主治呈明显的区域性。

（1）纵向联系规律

纵向联系是《针灸甲乙经》所述穴位主治的主要规律。穴位常以一点而影响一个特定区域，上部穴位可治疗机体下部疾病，下部穴位能治疗上部疾病。这一特点恰好与六经皮部反映的联系面一致，它表现为人体一个特定纵行面之间有一定联系和具有基本相似的功能。以下将人体分成躯干、上、下肢和头四个部分分别说明。

①特定区划分

躯干部：左右对称。背部，以腋后线为界分成两部，腋后线到后正中线之间为太阳部。胸腹部，把锁骨分成四等份，并分别作前正中线的平行线，把胸腹部分成四部分，内侧 1/4 为少阴部，依次为阳明部，太阴部，厥阴部。厥阴部至腋后线之间为少阳部。

上肢部：把上肢伸、屈侧各三等分，屈侧桡侧区为太阴部，中间区为厥阴部，尺侧区为少阴部，伸侧桡侧区为阳明部，中间区为少阳部，尺侧区为太阳部。

下肢部：将腋前、后线延长到足，两线之间为少阳部，腋后线与臀沟内侧端和跟腱的连线之间为太阳部，将腹股沟分成三等份，并按比例延伸到足，从前向后依次为阳明部，太阴部，厥阴部，少阴部。

头部：以口角前额角作前后正中线的平行线，中间部为太阳部，依次为阳明部，少阳部。

②各部之间关系

总结穴位主治规律发现同名的区域之间具有有机的联系，这种联系不仅仅局限于体表，甚至联系到内脏器官，选取某一区域的穴位，就会影响这一区域内所包含的内脏器官、骨骼、肌肉、皮肤。如"阴跳遗溺，小便难而痛，阴上入腹中，寒病阴挺出，偏大肿，腹脐痛，腹中悒悒不乐，大敦主之。"又如"衄衊血不止，淫泺头痛，目白翳，跟尻瘕疝，头顶肿痛，泄注，上抢心，目赤眦烂无所见，痛从内眦始，腹满，颈项强，腰脊不可俯仰，眩，心痛，肩背相引，如从后触之状，身寒从胫起，京骨主之。"并且同名区之间表现出一定的前后左右交叉联系现象。

（2）横向联系规律

这一穴位主治规律主要表现在躯干部，根据对《针灸甲乙经》躯干部穴位总结发现：相同平面的穴位，都具有治疗本平面或相邻平面的体表和内脏疾病的功能。如"骨寒热，溲难，肾俞主之""胸满痛，璇玑主之""胸胁楮满，痛引胸中，华盖主之"。

（3）区域联系与经络

经络学说对这种区域联系现象也有描述，如十二皮部，十二经筋，十五络脉中脾之大络散于胸，任脉络脉散于腹等。根据《针灸甲乙经》穴位主治规律发现，用区域联系才能真正反映经络学说的内涵，这种区域联系与十二皮部理论相一致，故经络学说应以皮部理论为基础，十四经穴位是皮部区域内所发现的有效刺激点，而经络线则是皮部区域内这些有效刺激点连线而已。只有这样才能较好地解释诸如十二经别、络脉、奇经八脉等问题。古代医家也发现了经络线型联系的不足，从而在十二正经的基础上又增添了奇经八脉等来反映联系的区域性。

（4）从现代研究和临床看皮部与经络

生物体中这种区域性联系广泛存在。虽然神经系统在传导上是线型的，可当冲动作用于效应器后就会出现区域性反映。近年研究表明针灸治疗疾病的机理是多方面的，一个穴位能作用于好几个脏器。这些广泛作用的产生有无基础呢？就穴位的横向联系区域性方面，有人将躯干部穴位排列和脊神经节及所在内脏神经分布进行了比较研究，认为人体的 31 对脊神经从脊髓节段两侧匀称地发出，并分别达到胸腹部。躯干背、胸腹部穴位与神经分布基本一致。

穴位纵向联系方面，中医研究院对 5906 人进行循经感传现象调查，发现这种感传呈带状，感传带的宽度在四肢较窄，躯干部较宽，其传导方向呈双向性。循经感传出现的同时，伴随出现某些远端效应器官和脏腑功能活动改变。

根据《针灸甲乙经》穴位主治规律的分析，可知六经皮部理论能较好地说明人体本身存在的广泛联系，经络学说应以皮部理论为基础，而十四经穴位是皮部区域内的有效刺激点，经络线则是区域内有效刺激点的连线，十二皮部理论才真正反映了经络学说的内涵，并能帮助我们在临床实践中有效地选择刺激区、刺激点。

2. 对郄穴理论的贡献

（1）首创十六郄穴名称

郄，作为针刺治疗部位，首见于《内经》，如《素问·刺疟》曰："足太阳之疟，刺郄中出血。"这里所提"郄中"乃委中穴的别名，并非今之郄穴。除此之外，在其余篇章中也有类同记述，如"郄外廉""郄阳筋之间""上郄数寸""郄下五寸"等，皆为"委中"所指。而当今所称的"郄穴"，仅取《内经》中"郄"之义也。将郄穴定为特定的针刺要穴，则首见于《针灸甲乙经》。郄穴，合称为"十六郄穴"。即十二正经每经一个郄穴，加之奇经中阴跷脉、阳跷脉、阴维脉、阳维脉各有一个郄穴，合计十六郄穴。《针灸甲乙经》卷三明确指出："孔最，手太阴之郄。郄门，手心主郄。温溜，手阳明郄。会宗，手少阳郄。养老，手太阳郄。地机，足太阴

郄。中都，足厥阴郄。水泉，足少阴郄。梁丘，足阳明郄。外丘，足少阳
郄。金门，足太阳郄。阳交，阳维之郄。筑宾，阴维之郄。跗阳，阳跷之
郄。交信，阴跷之郄。"

以上是其中的十五个郄穴及其与经脉之间的互对关系。但在记述"手
少阴心经"郄穴时，其描述为"手少阴郄，在掌后脉中"，这与前十五个郄
穴的记述方法不一致，即"阴郄，手少阴郄"。因此，笔者以为有两种可
能。其一乃皇甫谧之疏；其二乃作者简便行文。可想而知，手少阴心经的
郄穴，是阴郄。

（2）明确郄穴的位置

明确腧穴的位置，是临床应用针灸治病的关键。不管是辨证施行补泻
手法，还是其他有关的治疗因素，无一不是建立在准确取穴的基础上。在
《针灸甲乙经》中，皇甫谧已明确厘定了十六郄穴的具体位置。手少阴心经
的郄穴名虽有些含糊，但其具体位置已明确化。如《针灸甲乙经》卷三所
言："手少阴郄，在掌后脉中，去腕五分。"高等医药院校针灸统编教材《腧
穴学》，关于十六郄穴的位置，有十四个完全沿用了《针灸甲乙经》的记
述，仅地机、跗阳二穴虽略有差异，但其原意也源于《针灸甲乙经》。

（3）详论郄穴针灸法

《针灸甲乙经》详细记述了十六郄穴的针灸方法，在刺入的深度、施灸
的数量上都有具体的记述。见表1。

表1　十六郄穴《甲乙经》与现代刺灸法比较

郄穴名	刺法		灸法	
	甲乙经	现代	甲乙经	现代
孔最	刺入三分	直刺 0.5～0.8 寸	灸五壮	可灸

续表

郄穴名	刺法		灸法	
	甲乙经	现代	甲乙经	现代
郄门	刺入三分	直刺 0.5～1 寸	灸三壮	可灸
阴郄	刺入三分	直刺 0.2～0.5 寸	灸三壮	可灸
地机	刺入三分	直刺 0.5～0.8 寸	灸三壮	可灸
中都	刺入三分	直刺 0.5～0.8 寸	灸五壮	可灸
水泉	刺入四分	直刺 0.3～0.5 寸	灸五壮	可灸
筑宾	刺入三分	直刺 0.5～0.8 寸	灸五壮	可灸
交信	刺入四分	直刺 0.8～1 寸	灸三壮	可灸
温溜	刺入三分	直刺 0.5～0.8 寸	灸三壮	可灸
会宗	刺入三分	直刺 0.5～1 寸	灸三壮	可灸
养老	刺入三分	上斜刺 0.5～0.8 寸	灸三壮	可灸
梁丘	刺入三分	直刺 0.5～0.8 寸	灸三壮	可灸
外丘	刺入三分	直刺 0.5～0.8 寸	灸五壮	可灸
金门	刺入三分	直刺 0.3～0.5 寸	灸三壮	可灸
阳交	刺入六分	直刺 0.5～0.8 寸	灸三壮	可灸
跗阳	刺入六分	直刺 0.5～1 寸	灸三壮	可灸

从表 1 可以看出，皇甫谧在郄穴针灸法记述上有以下几个特点：①最浅刺入三分。皇甫谧针刺郄穴绝大多数为三分，仅有水泉、交信刺入四分，

阳交、跗阳刺入六分。这一点与现代针灸刺法比较，略有不同，考虑现代针刺深度方面较前更为科学，但总体比较差距不大，即皇甫谧对十六郄穴的总体针刺深度，与现代针灸之间无明显根本差异。②灸郄穴最少三壮。皇甫谧记述十六郄穴可用灸法治疗，且一般最少也得用三壮。孔最、中都、水泉、筑宾及外丘用五壮。这一点与现代针灸相比，显得更科学。现代针灸郄穴用灸法，没有指出灸法的量，而皇甫谧则对每一穴均有量的要求。

（4）阐明郄穴主治规律

皇甫谧在《针灸甲乙经》中，阐明了郄穴的主治规律及治疗病证，启发后世医家提出了"阳经郄穴多治痛，阴经郄穴多治血"的论点。具体内容详见表2。

表2 十六郄穴主治病证

郄穴名	主治病证
孔最	热病汗不出，厥头痛
温溜	肠鸣而痛，癫疾吐舌，鼓颌，狂言见鬼，狂仆
郄门	心痛，衄，哕，呕血，惊恐，畏人，神气不足，咳血
会宗	聋
阴郄	凄凄寒咳，吐血，逆气，惊，心痛
养老	肩痛欲折，臑如拔，手不能自上下
地机	癫疝，溏瘕，腹中痛，脏痹

郄穴名	主治病证
梁丘	大惊乳痛，胫苕苕痹，膝不能屈伸，不可以行
中都	肠澼，崩中，腹上下痛（编者注：原表未见此主治，据《针灸甲乙经》补）
外丘	胸胁皆满，头痛，项内寒，肤痛痿痹
水泉	月水来而多，闭，心下痛，目䀮䀮不可远视
金门	其不呕沫，尸厥，暴死，霍乱转筋，小儿马痫
筑宾	大疝，绝子
阳交	寒热痹，髀胫不收，寒厥癫疾，㗋吤，瘛疭，惊狂，瘖不能言，喉痹
交信	气癃，癞疝，阴急，枢股腘内廉痛
跗阳	痿厥风头痛，頯痛，枢股腘外廉骨痛，瘛疭，痹，不仁，振寒，时有热，四肢不举

从表2可以看出，其主治病症有以下特点：①经脉所过，主治所及。"经脉所过，主治所及"是《内经》关于针灸治病最原始的思想，也是后世针灸临床选穴的基本思想。皇甫谧在《针灸甲乙经》中，关于郄穴主治病症的记述，也宗《内经》之思想。如"温溜治……鼓颔、口齿痛、喉痹不能言"，"养老治肩痛欲折、臑如拔，手不能自上下"，"梁丘治乳痛、胫苕苕痹、膝不能屈伸、不可以行"，"外丘治胸皆满、项内寒、痿痹"，"跗阳治痿厥、頯痛、枢股、腘外廉骨痛"等，均体现了这一思想。②脏腑功能

异常，本经郄穴治之。某脏或某腑功能异常时，表现出一系列病证，取之当先为本经腧穴。如孔最治"热病汗不出"，郄门治"心痛，神气不足"，地机治"溏瘕，腹中痛，脏痹"，水泉治"月水来而多，目眽眽不可远视"等等，也都体现了这一原则。正如《灵枢·九针十二原》曰："五脏有六腑，六腑有十二原，十二原出于四关，四关主治五脏，五脏有疾，当取之十二原。"③奠定了郄穴治疗急症的基础。后世医家提出"阳经郄穴多治急性痛症，阴经郄穴多治急性血症"的观点，这与皇甫谧对郄穴主治病症的记述是分不开的。从表2即可以看出，其中大多数主治病证是属于"急证"。其中阴经郄穴有三个涉及到了血证，如郄门治"衄、呕血、咳血"，阴郄治"吐血"，水泉治"月水来而多"。阳经有温溜、养老、梁丘、外丘、金门、阳交、跗阳等七个穴位涉及到了急痛证。故《针灸甲乙经》奠定了"阳经郄穴多治痛，阴经郄穴多治血"的基础。

3. 对募穴理论的贡献

（1）知募穴之溯源，明穴位之使用特性

募穴是脏腑之气结聚于胸腹部的腧穴，又称腹募穴。募穴之名首见于《内经》，《素问·奇病论》中指出："此人者数谋虑不决，故胆虚，气上逆而为之口苦，治之以胆募俞"；《素问·通评虚实论》又云："腹暴满，按之不下，取手太阳经络者，胃之募也。"

这些是关于募穴临床治疗疾病的最早记载，胃与胆均为腑，故《内经》以脏腑之气聚结之处为募穴。

《难经·六十七难》指出了五脏募，但未列出明确的位置。《脉经》明确了除"三焦募"和"心包募"以外的10个募穴的名称，亦未明确穴位的具体位置。

《针灸甲乙经》补充了三焦的募穴石门，共记载募穴11个，并着重阐述了募穴的定位和刺灸方法，为后世运用其治疗脏腑病打下了基础。《针灸

甲乙经》卷三云："中府，肺之募也，一名膺中俞"；"巨阙，心募也"；"中脘，一名太仓，胃募也"；"石门，三焦募也，一名利机，一名精露，一名丹田、一名命门"；"关元，小肠募也，一名次门"；"中极，膀胱募也，一名气源，一名玉泉"；"天枢，大肠募也，一名长溪，一名谷门"；"期门，肝募也"；"日月，胆募也"；"章门，脾募也，一名长平，一名胁次髎"；"京门，肾募也，一名气府，一名气俞"。

此后，《千金翼方》《铜人腧穴针灸图经》《类经图翼》所载募穴与《针灸甲乙经》所载募穴数相同，均为 11 穴，直至近代补充心包的募穴膻中，脏腑募穴共计 12 穴。

（2）定募穴之位置，建针灸施术之根基

明确腧穴的位置，是临床应用针灸治病的关键。不管是辨证施行补泻手法，还是其他有关的治疗因素，无一不是建立在准确取穴的基础上。皇甫谧在《针灸甲乙经》中明确厘定了十二募穴的具体位置（但未确定膻中穴穴位特性）。如言"中府，肺之募也，一名膺中俞。在云门下一寸，乳上三肋间上陷者中，动脉应手，仰而取之，手足太阴之会。"笔者在整理相关文献中发现：一方面，历代针灸医家对《针灸甲乙经》中关于募穴的定位，未见明显改变。现行高等中医药院校针灸统编教材《经络腧穴学》，关于十二募穴的位置，也源于《针灸甲乙经》。另一方面，募穴的临床定位有其自身的特色：一是募穴皆在胸腹部，与《难经》"募皆在阴"相合；二是募穴为脏腑之气所结聚之处；三是均在所属脏腑附近的部位，募穴或在本经，或在他经。

（3）详论募穴针灸法，精临床应用之道

皇甫谧在《针灸甲乙经》中，明确十二募穴位置的同时，还详细记述了十二募穴的针灸方法，对刺入的深度、施灸的壮数和留针的时间，都进行了比较详细的记述。这使针灸操作得以规范化，并在一定程度上预防了针灸临床意外的发生。具体针灸操作见表 3。

表3 临床针灸操作表

募穴名	刺法		灸法	
	甲乙经	现代	甲乙经	现代
中府	刺入三分，留五呼	向外斜刺或平刺0.5～0.8寸，不可向内深刺，以免伤及阴器	灸五壮	可灸
天枢	刺入五分，留七呼	直刺1.0～1.5寸	灸五壮	可灸
中脘	刺入二分	直刺1.0～1.5寸	灸七壮	可灸
章门	刺入八分，留六呼	直刺0.8～1寸	灸三壮	可灸
巨阙	刺入六分，留七呼	直刺0.3～0.6寸	灸五壮	可灸
关元	刺入二寸，留七呼	直刺1.0～2寸，排尿后进行针刺，孕妇慎用	灸七壮	可灸
中极	刺入三寸，留七呼	直刺1.0～1.5寸，排尿后进行针刺，孕妇禁针	灸三壮	可灸
京门	刺入三分，留七呼	直刺0.5～1寸	灸三壮	可灸
石门	刺入五分，留十呼	直刺1.0～2寸，孕妇慎用	禁不可灸，灸中央不幸使人绝子	孕妇慎用
日月	刺入七分	斜刺或平刺0.5～0.8寸	灸五壮	可灸
期门	刺入四分	直刺0.5～0.8寸	灸五壮	可灸
膻中	刺入三分	直刺或平刺0.3～0.5寸	灸五壮	可灸

从表3可以看出，皇甫谧在募穴针灸法记述上有以下几个特点：①最深刺入二寸（如关元、中极），最浅刺入二分（如中脘）。而这正应了"胸部薄似饼，腹部深似井"的针灸古训。将《针灸甲乙经》针刺深度与现代针刺深度相对比，现代的针刺深度较深。其中中府、石门的古今针刺深度差异较大。这与古代针具较粗，而现代人们对腧穴部位的解剖情况掌握比较清晰有很大关系。综合上述观点分析可知，现代针刺深度方面较前更为科学，但总体比较差距不大。②以呼吸的次数确定针刺留针时间是《针灸甲乙经》的一个重要特色，该书对《灵枢·经水》以气息定留针时间进行了发展，将以气息定留针时间的理论推广到每个募穴甚至每个腧穴，并客观上进一步论证了"刺之要，气至而有效"的观点。这对在不影响针刺疗效的前提下，通过缩短留针时间的情况下，以减少针刺痛苦，值得借鉴。③灸募穴最少三壮。皇甫谧记述十二穴可用灸法治疗，且一般最少也得用三壮。中脘、关元最多用至七壮。现代针灸募穴用灸法，没有指出灸法的量，而皇甫谧则对每一穴均有量的要求。④《针灸甲乙经》论述"石门"时，明确指出："禁不可灸，灸中央不幸使人绝子。"而现代针灸过程只是指出"孕妇慎用"，未明确相关原因机理。这对今后女性石门穴禁针灸和进行避孕的机理研究均值得借鉴。

（4）明募穴之主治规律，重调理脏腑之功能

皇甫谧在《针灸甲乙经》中，对募穴的论述，除定名、定位，详论针灸方法外，还阐明了募穴的主治规律及治疗病症，对《难经·六十七难》之"阴病行阳，阳病行阴"的针灸理论，做了进一步的发展，为后世应用俞募穴综合治疗脏腑病，提供了新的临床与理论依据。具体内容见表4。

表4　募穴的主治病证

募穴名	主治病证
中府	肺系急，胸中痛，恶寒，胸满悒悒然，善呕胆，胸中热，喘，逆气，气相追逐，多浊唾，不得息，肩背风，汗出，面腹肿，膈中食饐，不下食，喉痹，肩息肺胀，皮肤骨痛，寒热，烦满
天枢	腹胀肠鸣，气上冲胸，不能久立，腹中痛濯濯。冬日重感于寒则泄，当脐而痛，肠胃间游气切痛，食不化，不嗜食，身肿，夹脐急；疟，振寒，热甚狂言；脐疝，绕脐而痛，时上冲心；气疝哕呕，面肿，奔豚；大肠胀者；阴疝，气疝；女子胞中痛，月水不依时休止
关元	奔豚寒气入小腹，时欲呕，伤中溺血，小便数，背脐痛引阴，腹中窘急欲凑，后泄不止；石水，痛引胁下胀，头眩痛，身尽热；胞转不得溺，少腹满；暴疝，少腹大热；女子绝子，衃血在内不下
期门	痉，腹大坚不得息；咳，胁下积聚，喘逆，卧不安席，时寒热；奔豚上下；伤食胁下满，不能辗转反侧，目青而呕；癃，遗尿，鼠蹊痛，小便难而白；霍乱泄注；喑不能言；妇人产余疾，食饮不下，胸胁支满，眩目，足寒，心切痛，善噫，闻噫酸臭胀，痹，腹满，少腹尤大
章门	热病先病，头重颜痛，烦闷身热，热争则不可以俯仰，腹满，两颔痛甚，暴泄善饥而不欲食，善噫，热中，足清；奔豚，腹肿胃胀；石水；腹中肠鸣盈盈然，食不化，胁痛不得卧，烦，热中，不嗜食，胸胁支满，喘息而冲膈，呕，心痛及伤饱，身黄羸瘦；腰痛不得转侧；腰清脊强，四肢懈惰，善怒，咳，少气，郁郁然不得息，厥逆，肩不可举，马刀肿瘘，身瞤
石门	脐下疝绕脐痛；奔豚气上，腹膜胀，茎肿先引腰，后引小腹，腰髋坚痛，下引阴中，不得小便，两丸骞；三焦胀者；水肿腹大，水胀，水气行皮中；心腹中卒痛而汗出；气痛，癃，小便黄，气满塞，虚则遗溺，身时寒热，吐逆，溺难，腹满疝积；乳余疾，绝子，阴痒

续表

募穴名	主治病证
巨阙	热病，胸中憺憺，腹满暴痛，恍惚不知人，手清，少腹满，瘕疝，心痛，气满不得息；狂，妄言，怒，恶火，善骂詈；息贲时唾血；胸胁支满，瘕疝引脐腹痛，短气烦满，巨阙主之；狐疝，惊悸少气
中脘	胃胀，心痛，身寒，难以俯仰，心疝气冲冒，死不知人；伤忧怵思气积；腹胀不通，寒中伤饱，食饮不化；小肠有热，溺赤黄；溢饮胁下坚痛；心下大坚
中极	脐下疝，绕脐痛，冲胸不得息；奔豚上抢心，甚则不得息，忽忽少气，尸厥，心烦痛，饥不能食，善寒中，腹胀，引膜而痛，小腹与脊相控暴痛，时窘之后，恍然尸厥，头痛；丈夫失精；女子禁中痒，腹热痛，乳余疾，绝子内不足，子门不端，少腹苦寒，阴痒及痛，经闭不通，小便不利
京门	腰痛不可久立仰俯；痉，脊强反折；寒热，腹胀䐜，怏怏然不得息；溢饮，水道不通，溺黄，小腹痛，里急，肿，洞泄，体痛引骨
日月	太息善悲，少腹有热，欲走
膻中	咳逆上气，唾喘短气不得息，口不能言（编者注：原表未见此主治，据《针灸甲乙经》原文补）

据表 4 可以看出，募穴的主治规律具有以下特点：①"腧穴所在，主治所在"：即治疗该穴所在部位及邻近部位组织，器官的病证，又称近治作用。如中府可用于治疗"胸中痛""肩背风"，天枢用于治疗"冬日重感于寒而泄，当脐而痛"，中极用于治疗"丈夫失精，女子禁中痒，腹热痛"。②应用募穴可用于治疗相应脏腑疾病，但以治疗腑病，急性病为主，即"从阴引阳"。正如明代张世贤《图注八十一难经辨真》所言："阳病行阴，

当从阴引阳，其治在募。"说明募穴属阴，对六腑病证有特殊的疗效，治疗六腑病时当选募穴。某一脏腑病变时可选相应的募穴来施术治疗，如"腹胀肠鸣，气上冲胸，不能久立，腹中痛濯濯"选用天枢，"胃胀者""心下大坚"选用中脘，"狂，妄言，怒，恶火，善骂詈"选用巨阙。③运用募穴治疗相表里之脏腑病。由于脏腑互为表里，经络联系密切，气血相互沟通，故针灸募穴不仅治疗本脏腑疾病，而且还能治疗相表里脏腑的疾病。如中脘可用于治疗"伤忧悁思气积""腹胀不通，寒中伤饱，食饮不化"之足太阴脾经的所属病证。

综上所述，募穴是作为脏腑之气结聚于胸腹部的腧穴，能够通调脏腑，行气止痛，进而达到驱邪泻实，调整阴阳的目的。募穴作为调整脏腑的要穴更偏于治疗相应脏腑的急性实证，熟练掌握募穴的位置使用技巧及主治规律，对治疗脏腑疾病有着的较好的作用。

4. 蕴含丰富配穴思路

《针灸甲乙经》中取两穴或两穴以上的条文共152条，占治疗内容总条文（1045条）的14.5%，所占比率虽然不大，但蕴含了古人配穴的思路和方法，是宝贵的用穴经验。

综合《针灸甲乙经》的针灸配穴治疗内容分析，发现相互配合使用的腧穴之间有一定的规律可循，主要体现在不同特定穴的互配及配穴部位的特异性。

（1）从特定穴角度看《针灸甲乙经》的配穴特点

①五输穴与五输穴相配

在152条条文中，除去39条经脉穴治疗，其余113条条文中，有68条有五输穴参与治疗，占60%。其中最常见的配穴形式是五输穴与五输穴相配，有荥输相配、荥合相配、荥经相配、输经相配、输合相配、井井相配、井荥相配、井经相配、井荥输相配等，有同经的五输穴相配，也有不同经的相配，配穴方式丰富灵活。治疗病症有痉病、霍乱、乳痈、疝气、积聚等，范围相当广泛。如卷十一第四"霍乱逆气，鱼际及太白主之"、卷十二第十"乳痈太冲及复溜主之"等。

②俞穴与募穴相配

俞穴是脏腑经气所转输的部位，有五脏俞和六腑俞，均散布于背部足太阳膀胱经，因其在背，故又有"背俞"之称；募穴是脏腑经气聚会的部位，有五脏募和六腑募，均散布于胸腹部的任脉和手足阴阳经。俞、募均与脏腑有密切的关系，五脏六腑发生病变时，都可采用俞、募穴治疗，临床使用较多。在一般的针灸配穴规律总结中，多为俞募相配，在《针灸甲乙经》中，俞、募穴的出现频次仅次于五输穴，但较少俞募相配（只有一条），而多与五输穴相配，如俞输（原）相配、募荥相配、募合相配等，如卷九第八"腰痛不可以久立俯仰，京门及行间主之"，卷九第四"气癃溺黄，关元及阴陵泉主之"。又如卷八第三"肺胀者，肺俞主之，亦取太渊"。以俞输（原）相配治疗脏病是取原穴与背俞穴在主治性能上存在的共性，以相互协同增强疗效的一种配穴法。关于俞穴或募穴还见有俞俞相配或募募相配，属于局部配穴，有加强疗效的作用。如卷七第四"热痉，脾俞及肾俞主之"，卷八第二"心下大坚，肓俞、期门及中脘主之"。

③原穴的配穴特点

原穴是三焦原气经过和留止的部位，取用原穴能使三焦原气通达，从而激发原气，发挥其维护正气、抗御病邪的功能。《针灸甲乙经》中原穴常与某些特定穴相互配合使用：①原（输）荥相配。这是《针灸甲乙经》中原穴的主要配穴形式，《难经·六十六难》在《灵枢》的十二原穴基础上发展为六阳经各有一定原穴，六阴经以输代原，故相当于前面叙述的输荥相配。②原输相配。因六阴经以输代原，故原输相配实际是指脏与腑的原穴相配，以使阴阳协调，刚柔相济。阴经经穴主治偏重于内脏疾患，阳经经穴主治偏重于体表器官疾患，取阴经原穴的同时，需配以阳经原穴以协同，加强疗效。《针灸甲乙经》中的配穴组合如太溪和冲阳便是这种配穴方式，另如卷十一第四"霍乱，泄出不自知，先取太溪，后取太仓之原"，又如卷九第十"大便难，中渚及太白主之"也属于这种配穴方式。

④经脉穴的配穴特点

《针灸甲乙经》152 条配穴条文中，有 39 条为经脉穴，占了 25.7%，比例较大，因此有必要对这些条文进行分析。不难发现，采用同手经或同足经脉配穴占多数，共 27 条，且较多阴经与阳经（不一定为表里经）相配。如卷七第一上"心热病者，先不乐，数日乃热，热争则心（《素问》作'卒心痛'三字）烦闷善呕，头痛面赤，无汗。壬癸甚，丙丁大汗，气逆则壬癸死。刺手少阴、太阳"，即为同取手经腧穴，且表里相配。又如卷七第一上"热病，先眩冒而热，胸胁满，刺足少阴、少阳"，亦为同取足经且阴阳（非表里）相配。阴阳相配应是取阴阳脏腑互济相通之意。经脉穴的使用在一定程度上使我们容易看出古人选穴的思路，即选刺病变经脉或病变脏腑所属经脉及相表里的经脉。《针灸甲乙经》汇集了《素问》《针经》《明堂孔穴针灸治要》的内容，而这三本书都代表了一定时期的针灸治疗经验，从临床取经脉穴（《素问》《针经》）为主发展到取具体腧穴（如《明堂孔穴针灸治要》）为主，可以看出，配穴范围增大，不再局限于手经或足经，不讲究经脉的阴阳相配，而重视对腧穴的选取。

《针灸甲乙经》的配穴主要是特定穴的互配，且主要有上述这几种相配形式。其他如原合相配、原经相配、络合相配、络井相配、郄郄相配、郄输相配、郄经荥相配、交会穴与交会穴相配、交会穴与井穴相配等配穴形式，《针灸甲乙经》仅在一两条中出现，这里不一一叙述。仔细分析了《针灸甲乙经》中的配穴形式及其治疗的病症，发现其配穴的方式极其多样，治疗疾病范围也很广泛，没有固定的规律可循，阅读《内经》《足臂十一脉灸经》《阴阳十一脉灸经》等晋以前的针灸医著，也没有明确的配穴理论。经仔细研究《针灸甲乙经》中的配穴条文，推测当时配穴依据主要有以下两点：

首先，根据病症的不同从而选取具有相应主治作用腧穴，也可以说是在腧穴理论指导下进行的。较多配用特定穴，也是因为特定穴具有特殊的较广泛的治疗作用。以卷九第四"邪在肝，则病两胁中痛，寒中，恶血在内，胻节时肿，善瘛。取行间以引胁下，补三里以温胃中，取血脉以散恶血，取耳间青脉以去其瘛"为例，可以看出，方中选取施治腧穴及部位的指导思想是一一对应治疗前面描述的病证，并没有强调不同性质腧穴的配合作用。其次，在病变部位附近取穴。如卷九第三"咳逆上气，魄户及气舍、意喜主之"，病变在肺，选用的是膀胱经及胃经的腧穴，两经相互之间及与肺经之间均没有直接的关系，魄户、气舍及意喜也不是特定穴相配，三穴的共同点就是分别位于病变部位附近，都有主治局部病变的作用，联合使用，则可以加强治疗效果。

（2）从配穴部位看《针灸甲乙经》的配穴特点

①局部配穴

局部配穴，指在相近位置选穴，可以是同经腧穴，也可以归属不同经脉。《针灸甲乙经》中40条局部配穴的条文中，就所取腧穴的性质、归经而言没有固定或特殊的组配规律。这种配穴形式的指导思想，应基于局部腧穴的主治作用基本相同，配合应用可以加强治疗效果。如卷九第一"头痛，目窗及天冲、风池主之"，病变部位在头，目窗、天冲、风池均为头或颈部腧穴；卷十第二下"口僻，颧髎及龈交、下关主之"。颧髎、下关为面颊部腧穴，龈交位于口中。从整体情况来看，头面部和足部这两个部分局部配穴的情况较多，在《针灸甲乙经》中40条局部配穴的条文中，头面部局部配穴有13条，足部局部配穴10条，但主治规律有所不同，头面部腧穴互配仅用于治疗头面部疾病，如头痛、口歪斜。而足部腧穴互配则不仅治疗足部疾病，还可治疗远部或全身疾病。

②远近配穴

中医学重视整体观念，它认为人体是一个有机的整体，人体的脏腑经络、各种器官在结构上不可分割，在功能上是相互协调、相互为用的，发生疾病时也会相互影响，甚至相互传变。因此在治疗一些疾病的时候，局部取穴和远部取穴搭配起来，常常会起到更好的治疗效果。《针灸甲乙经》中除去经脉穴，有 72 条远近相配取穴的条文。远则多为肘膝关节以下的腧穴，这些腧穴多具有特殊治疗作用，治疗范围较广；近则多为病变部位的腧穴，如卷九第四"气癃溺黄，关元及阴陵泉主之"；又如卷九第八"腰痛不可以久立俯仰，京门及行间主之。"

远近相配亦有不取病变部位的腧穴，而是选取循行经过病变部位的经脉的腧穴，如卷十二第五"耳鸣无闻，肩贞及腕骨主之"，小肠经循行经过耳，故耳鸣无闻取小肠经的肩贞穴和腕骨穴治疗。

从取穴部位综合分析《针灸甲乙经》的配穴特点，发现其理论依据是《内经》的根结标本理论。《内经》中多处强调根结标本理论的重要性，如《灵枢·卫气》云："能别阴阳十二经者，知病之所生……能知六经标本者，可以无惑于天下也。"《素问·标本病传论》曰："凡刺之方，必别阴阳，前后相应，逆从得施……有其在本而求之于标，有其在标而求之于本……知标本者万举万当，不知标本是谓妄行。"根本同指四肢末端，结标皆指头、面、躯干，根结标本揭示了经脉循行两极部位间的关系。两者共同强调了经气在四肢末端与头身内脏之间的双向关系，突出了四肢末端部位腧穴的重要性。归纳《针灸甲乙经》的配穴特点，其突出使用五输穴、多运用俞募穴（即躯干部穴位）与五输穴相配及头面部腧穴相配的特点，正是根结标本理论的运用。不仅《针灸甲乙经》，后世对根结标本理论的价值也是充分肯定的。如元代《标幽赋》中所说"更穷三根四结，依标本而刺无不痊"，可见根结标本理论在针灸临床治疗方面的意义是十分重大的，是指导临床配穴的理论基础。

5. 确立针灸处方理论基础

针灸处方是《针灸甲乙经》的重要内容之一，据统计，《针灸甲乙经》是从第 7 到第 12 卷，以近一半的篇幅记述了 200 多种病症的 1045 个针灸处方，在这 1045 个针灸处方中，不仅有大量的单方，如"喉痹，天鼎主之"等，而且还载录了不少具有配方思想的复方。这些处方，从取穴原则看，不仅有近部选穴、远部选穴、本经取穴、异经取穴，还有对症选穴。

在配穴规律上，多种多样。有"上下配穴"，如鱼际配太溪主治气在于肺，缺盆配长强主治腰痛不可俯仰。有"远近配穴"，如经渠配天府主治胸中彭彭然，暴痹喘逆；商阳配颊车主治额痛。有"前后配穴"，如云门配肺俞主治发寒热，上气喘汗出，咳动肩背；扶突配风府主治暴瘖气哽。有"表里配穴"，如商阳配孔最主治热病始于手臂；京骨与昆仑、然谷相配主治厥心痛，与背相引……身伛偻者。此外，《针灸甲乙经》中还记载了大量的"邻近配穴"处方，如鱼际、尺泽主治唾血，时寒时热等。以上所载说明针灸处方的基础理论已在《针灸甲乙经》时代形成。

（1）多为单穴处方

单穴处方，即一张处方只有一个腧穴。数据统计表明，《针灸甲乙经》中 1045 个处方中有 873 个单穴处方，占 83.4%，处于绝对地位。精炼是古人用穴的一个特色，纵观古代针灸文献，元代以前均以单穴处方为主，如《脉经》《医心方》《肘后方》《小品方》等；元以后虽然配穴处方发展起来，但也很少见大处方，如《针灸摘英集》中配穴处方主要由 2 ～ 3 穴组成，《痈疽神秘灸经》一般亦只取 1 个腧穴。

（2）局部与循经选穴为主

由于《针灸甲乙经》中多为单穴处方，而单穴处方不存在组方配穴的思路和原则，因此要探索古人治疗用穴的内在规律和思路，首先要分析其临证选穴的特点。

经研究发现，《针灸甲乙经》中的用穴有一个明显的特点，即局部取穴、循经选穴占主要地位。局部取穴即主病在哪个部位便在该处或其附近取穴治疗，可以循经，也可以不循经，关键是在病变部位局部或附近。循经取穴包括循本经和循表里经取穴，即主病在哪条经脉或哪个脏腑，便取该经脉或该脏腑所属经脉或其相表里的经脉的腧穴进行治疗。循经取穴包括远部取穴和局部取穴，这里主要是指循经远取。

如卷十二第十记述 50 条"妇人杂病"的针灸治疗条文，其中有 25 条取少腹部或臀骶部腧穴，如水道、归来、曲泉、带脉、次髎、会阴等，在妇人病变部位附近，为局部取穴，其所属经脉有任脉、胃经、胆经、膀胱经及肾经；其余 25 条中绝大部分为小腿或足部的腧穴，如中封、蠡沟、行间、然谷、照海等，为远部取穴，且多为肝经、肾经的特定穴。因"肝经循行过阴器""女子以肝为先天""肾为先天之本""肾藏精，主生殖"，肝、肾都与女子生殖有关，属于取相关脏腑所属经脉的腧穴，所以这里的远部取穴可以归属为循经取穴。

（3）大量选用特定穴

《针灸甲乙经》中大量使用了特定穴。数据统计表明：111 个主要穴位中，特定穴 93 个，占 83.8%，特定穴在高频穴中占绝大多数，其在临床处方中的作用是肯定的。其中，穴总频次中所占比率最高的五输穴（363 条）除了用于治疗局部病，还多用于治疗远端本经病，其治疗范围较为广泛。13 条应用下合穴治疗的条文多用于治疗相应六腑的病症。如卷九第七"大肠有热，肠鸣腹满，侠脐痛，食不化，喘不能久立，巨虚上廉主之"，大肠经的下合穴上巨虚主要治疗大肠经的疾病。31 条使用背俞穴治疗的条文主要用于治疗所属脏腑及相关器官的疾病。如卷八第一下"肺气热，呼吸不得卧，咳上气呕沫，喘，气相追逐，胸满胁膺急，息难，振栗，脉鼓，气膈，胸中有热，支满不嗜食，汗不出，腰脊痛，肺俞主之"，背俞穴与原（输）穴的配伍使用，如卷八第三"肝胀者，肝俞主之，亦取太冲。"60 条使用原穴的条文主要治疗本经及表里经所在脏腑的病症，如卷九第三"咳逆烦闷不得卧，胸中满，喘不得息，背痛，太渊主之"，卷七第一下"目视不明，振寒，目翳，瞳子不见，腰两胁痛，脚酸转筋，丘墟主之"；配穴则多与五输穴相配，如卷九第二"厥心痛，暴泄，腹胀满，心痛尤甚者，胃心痛也，取大都、太白"；"厥心痛，色苍苍如死灰状，终日不得太息者，肝心痛也，取行间、太溪"。60 条使用募穴治疗的条文主要用于治疗胸腹部疾病。35 条使用郄穴的条文主要治疗血证、痛证、痹证、癫痫、狂证等急性病证，特点明显，如卷九第二"心痛，衄哕呕血，惊恐畏人，神气不足，郄门主之"。

另外，可以明显看出，《针灸甲乙经》中针灸处方的选穴中，突出反映了肘膝以下特别是腕踝部腧穴的重要性。

（4）特定腧穴组合

在《针灸甲乙经》中，8 条"……上星主之"之后均有"先取谚谎，后取天牖、风池"；共 2 条次髎所主症，1 条"次髎主之"后有"先取缺盆，后取尾骶与八髎"；共 3 条申脉所主症，1 条"申脉主之"后有"先取阴跷，后取京骨、头上五行"，共 8 条照海所主症，2 条"照海主之"后有"泻左阴跷，取足左右少阴俞，先刺阴跷，后刺少阴，气在横骨上"。在《针灸甲乙经》中，上星、次髎、申脉、照海均有具体部位和刺法，应是具体腧穴名称而非一组腧穴的代称。这四组配穴，《内经》中未见，应出自《明堂孔穴针灸治要》，然而《备急千金要方》引录《针灸甲乙经》的内容中均无

"先取……"，仅列"……主之"。《外台秘要》中上星、次髎两穴同《针灸甲乙经》，而照海、申脉后均无"先取……"的字样。两书都引录《针灸甲乙经》的内容，却有不同的取舍，究其原因，大致不外两种：一是由于成书时参照的版本不同，《外台秘要》是直录《针灸甲乙经》，尽出自唐以前旧本，《备急千金要方》则是录自《针灸甲乙经》和其他《黄帝明堂经》传本；二是记述方式不同，《千金要方》是以"腧穴主对"的形式记述的，因此摘录《针灸甲乙经》内容时只取到"……主之"，省略了后面的内容，如《针灸甲乙经》中"癫疾互引，口㖞喘悸者，大迎主之，及取阳明、太阴，候手足变血而止"一文分别散在《备急千金要方》口病、癫疾等病中，且只取"大迎"一穴，而未提及"及取阳明、太阴……"的内容。

这四组配穴的用穴多为普通腧穴而不是特定穴，组配方式及配穴部位也没有特别的规律可循，检索现代的针灸文献未发现使用这四组配穴或对其进行理论阐释的报道，但发现有特别报道风池、八髎等穴作用的文献，对其主治规律及特异性进行了一些探索，认为"风池属足少阳胆经，又为手足少阳、阳跷、阳维脉交会穴……主治病证颇广，如寒热病，头痛，眼、耳、鼻病，神经衰弱……""八髎穴是上、次、中、下髎四对腧穴的简称……八髎穴联系颇广，与之所络之经和所平（齐）之穴可能有内在联系，故治证颇多，而疗效亦颇特异"。其实用穴与用药道理相通，如同"对药"的使用可以提高疗效一样，这四组较为固定配合使用的腧穴相互之间应有开合相济、动静相随、升降相承的关系，但其临床价值还有待进一步验证。

此外，在《针灸甲乙经》中还有一些不止一次出现的配穴组合，如太溪与冲阳，鱼际与尺泽，鱼际与太白等，如卷七第四"痉，先取太溪，后取太仓之原主之"，卷十一第四"霍乱，泄出不自知，先取太溪，后取太仓之原"，卷八第一下"唾血，时寒时热，泻鱼际，补尺泽"，卷十一第七"凡唾血，泻鱼际，补尺泽"等，均先后有序，或泻或补。

（5）强调辨证选穴

《针灸甲乙经》中以病统穴，虽然没有明确说明辨证理论，但每一种病证的辨证治疗分类极为细致。从卷七到卷十二在介绍内、外、妇、儿、五官等各科病症的针灸治疗方法时，从外感六淫、内伤七情及各种意外伤、虫兽伤等病因同脏腑经络相联属方面对疾病进行了宏观分类，如卷七"太阳中风感于寒湿发痉第四"、卷九"足厥阴脉动喜怒不时发癫疝遗溺癃第十一"、卷十一"动作失度内外伤发崩中瘀血呕血唾血第七"，同时详细说明了每一疾病不同兼证的临床特点、病因病机、发展转归、刺灸方法、刺灸量、刺灸禁忌，还对外症相似而感邪不同或邪伤部位不同的病变在选穴、施针、用灸等方面的不同以及同一病症在不同季节、不同时辰的不同刺灸法、刺灸量，作了要言不烦的介绍。如卷七第一中以"伤寒热病"为主症的 33 种不同临床表现，根据兼症不同、发生疾病的前提和病程长短不同、病情轻重不同分别选取不同的腧穴治疗；卷九第七以"腹胀满肠中鸣短气"为主症分为 46 种不同临床表现，并分别选取不同的腧穴治疗等。这些都是古人通过长期临床实践所积累的宝贵经验。但其记述时纯粹以病统穴没有将辨证理论系统地提炼并表述出来，而这也是我们所要努力探讨的内容。

（6）腧穴与经脉配伍

与现代针灸处方不同，《针灸甲乙经》中还有一种特殊的配伍形式，即穴位与经脉配伍处方。如"狂言、笑、见鬼，取之阳溪及手足阳明、太阴""痉反折互引，腹胀腋挛，背中快快引胁痛……肺俞主之，又刺阳明"。这类处方在《针灸甲乙经》中尚有不少，是否有一定的临床意义还需研究。

《针灸甲乙经》毕竟成书于一千多年前，其处方的不完善之处主要表现于以下方面：没有施术工具的说明，用针用灸等不具体；没有用补、用泻的说明；操作亦很少提及；还有一些不精善的处方配穴。尽管如此，《针灸甲乙经》针灸处方仍对后世针灸学的发展起着重要的意义。

6. 头部腧穴主治病症规律

通过对《针灸甲乙经》中头部腧穴的主治病证进行归纳，以疾病为纲，以腧穴分布为目，探求其主治病证的规律。

（1）脑户穴区域为头部腧穴中的重点部位

脑户穴的治疗范围非常广泛，《针灸甲乙经》中涉及的多种病证，如头眩、头痛、癫痫、喑病、痉、瘛疭等病证，均可选用脑户穴治疗。

不仅如此，脑户穴上下左右各三寸的区域内，还聚集着七个对神经系统疾病治疗很有特色的腧穴，包括：向上的后顶和强间，向下的风府和哑门，以及两侧的玉枕三角，即玉枕、脑空和天柱。

脑户上三穴（脑户及其上方的后顶和强间）主要用于精神疾患的调整，脑户下三穴（脑户及其下方的风府和哑门）主要用于语言系统的障碍。脑户上下四穴中又以后顶、风府治疗范围较广，可用于头痛、头眩等常见病证的治疗。

玉枕三角的治疗范围较为广泛，可用于头痛、头眩及癫疾的治疗，其治疗特点为：用于头痛、头眩同时出现，且兼见目痛症；其于癫疾主要用于癫痫病的治疗。此外，此三穴再加脑户穴及脑空直下的风池穴组成的区域，是头后部唯一用于治疗目疾的部位。

（2）头前部腧穴的主治作用体现了更多的横向联系

前发际线五穴和上星多可用于官窍（目、鼻）疾患的治疗；前顶—承光—目窗线可用于目疾治疗；以目窗穴为主穴，通天—承灵线可用于鼻疾治疗；以通天穴为主穴。

综上，通过对《针灸甲乙经》中记载的腧穴主治条文进行归纳分析，发现在对病症的局部选穴治疗中，腧穴分布与主治病症类型之间存在着相对特异的内在联系。这为针灸临床选穴提供了一定的文献基础，对于针灸临床选穴以及针灸科研的选题有一定的启发意义。

7. 背俞穴主治病症规律

背俞穴为五脏六腑之气输注于背腰部的腧穴。各脏腑皆有以本脏腑命名的背俞穴。背俞穴之名，首见于《灵枢·背俞》，并载有五脏背俞穴的名称和位置。《素问·气府论》提出："六府之俞各穴"，但未列出穴名。《脉经》才明确了肺俞、肾俞、肝俞、心俞、脾俞、大肠俞、膀胱俞、胆俞、小肠俞、胃俞等10个背俞穴的名称和位置。此后《针灸甲乙经》又补充了三焦俞，《备急千金要方》又补充了厥阴俞，至此背俞穴方才完备。

背俞穴，乃五脏六腑之精气输注于体表的部位，是调节脏腑功能、振奋人体正气之要穴。背俞穴临床主治主要为三方面：①主治相应脏腑疾病。背俞穴为五脏六腑之气输注出入的部位，均与本脏腑密切相关，同时相表里的经脉相互络属脏腑，气血相互沟通。但以治疗五脏病、慢性病为主，即"从阳引阴"。正如《难经·六十七难》所言"阴病行阳……俞在阳"，即说明背俞穴属阳，对五脏病症有特殊的疗效，治疗五脏病时当选背俞穴。某一脏腑病变时可选相应的背俞穴来施术治疗，如《针灸甲乙经·卷八·五脏传病发寒热第一下》："胸中有热，支满不嗜食，汗不出，腰脊痛，肺俞主之。"②主治相应脏腑的五官九窍、皮肉筋骨疾病。由于脏腑背俞穴可治疗相应脏腑疾患，而五官九窍、皮肉筋骨又由脏腑气血所濡养，故脏腑背俞穴也可主治与脏腑相关的五官九窍、皮肉筋骨病证。《针灸甲乙经·卷七·太阳中风感于寒湿发痉第四》："痉，筋痛急互引，肝俞主之。"③背俞穴可以治疗肩、背、腰部的局部病证，如风寒湿痹等。这是腧穴的近治作用决定的。背俞穴临床配方除辨证取穴外，主要有俞原配穴、俞募配穴两种配穴方法。《针灸甲乙经·卷八·五脏六腑胀第三》："脾胀者，脾俞主之，亦取太白。"此即远近上下配穴，俞原配穴对于脏腑虚证、寒证疗效较好。④治疗五脏之胀证（除心胀外）均采用了俞原配穴的方法。如卷八《五脏六腑胀第三》："肾胀者，肾俞主之，亦取太溪。"背俞穴是脏腑之气输注于背腰部的腧穴，原穴是脏腑原气留止的部位。背俞穴与原穴的联合应用，增强了针灸综合调理脏腑和平衡阴阳的作用。原穴的应用又反映了《针灸甲乙经》对《灵枢·九针十二原》中"五脏有疾，当取之十二原"之学术思想的继承；而心胀之所以没有加以应用，从侧面反映了神门（手少阴心经原穴）作为当时新增的腧穴，人们对它的认识还不够深刻，应用不够普遍。《针灸甲乙经》背俞穴主治规律见表 5。

表 5 《针灸甲乙经》背俞穴主治规律

背腧穴名	主治病证
肺俞	肺寒热、呼吸不得卧、咳上气、呕沫、喘气相追逐，胸满胁膺急，息难，振栗，胸中有热，支满不嗜食，汗不出，腰脊痛，肺俞主之；肺胀者，肺俞主之，亦取太渊；癫疾憎风，时振寒，不得言，得寒益甚，身热狂走，欲自杀，目反妄见，瘛疭，泣出，死不知人，肺俞主之
厥阴俞	未见
心俞	寒热心痛，循循然，与背相引而痛，胸中悒悒然不得息，咳唾血，多涎，颈中善噎，食不下，呕逆，汗不出，如疟状，目眣眣，泪出悲伤，心俞主之。心胀者，心俞主之，亦取列缺。痎疟，取完骨及风池、大杼、心俞……主之
肝俞	痉痛急互引，肝俞主之。肝胀者，肝俞主之，亦取太冲。咳而胁满急，不得息，不得反侧，腋胁下与脐相引，筋急而痛，反折，目上视，眩，眉头痛，惊狂，衄，少腹满，目眣眣生白翳，咳引胸痛，筋寒热，唾血，短气，鼻酸，肝俞主之。癫疾，膈俞及肝俞主之
胆俞	胸满呕无所出，口苦舌干，饮食不下，胆俞主之

续表

背腧穴名	主治病证
脾俞	腹中气胀引脊痛，食饮多，身羸瘦，名曰食晦，先取脾俞，后取季胁。大肠转气，按之如覆杯，热引胃痛，脾气寒，四肢急，烦不嗜食，脾俞主之。黄瘅善欠，胁下满欲吐，脾俞主之。热痉，脾俞及肾俞主之。脾胀者，取之脾俞，亦取太白
胃俞	胃中寒胀，食多，身体羸瘦，腹中满而鸣，腹膜风厥，胸胁支满，呕吐，脊急痛，筋挛，食不下，胃俞主之
三焦俞	头痛，食不下，肠鸣膜胀欲呕，时泄，三焦俞主之。
肾俞	寒热，食多身羸瘦，两胁引痛，心下贲痛，心如悬，下引脐，少腹急，痛热而急，目䀮䀮，久喘咳，少气，溺浊赤，肾俞主之。骨寒热，溺难，肾俞主之
大肠俞	无
小肠俞	小腹痛，控睾引腰脊，疝痛，上冲心，腰脊强，溺黄赤，口干，小肠俞主之
膀胱俞	腰脊痛强引背少腹，俯仰难，不得仰息，脚痿重，尻不举，溺赤，腰以下至足清，不仁，不可以坐起，膀胱俞主之。热痉互引，汗不出，反折，尻臀内痛似瘅内痛，似瘅疟状，膀胱俞主之

综上所述，背俞穴是五脏六腑之气输注于背腰部的腧穴，有通调脏腑、疏经通络的功能，进而达到扶正祛邪、调整阴阳的目的。背俞穴为调整脏腑功能的要穴，临床上要掌握背俞穴的定位、针灸操作技巧及主治规律，尤其要注意背俞穴针刺操作的安全性。

（八）建构针灸辨证论治体系

辨证论治是中医学的一大特色。我国药物治疗的辨证论治体系，早已成功地集中在了《伤寒论》和《金匮要略》之中，并为后世所继承袭用，长期指导着临床。而针灸治疗的辨证论治体系，古代医著不失之过简，则失之过乱，求其内容比较完整，结构比较系统，使后学便于师法者，当首推皇甫谧的《针灸甲乙经》。《针灸甲乙经》确立的辨证论治体系尤其别具一格，包括理论基础和临床基础。

1. 理论基础

这部分内容集中地体现在《针灸甲乙经》的1、2、3、5卷之中，共有65篇。卷一的16篇主要论述脏腑性情及精神魂魄、卫气营血、精气津液之作用和相互关系，内脏与躯体、五官的联属，及与自然界的联系，并深入论及各形人不同脏腑特点等；卷二7篇专述经脉，论及了经之奇正，标本根结，络之正别，以及经筋等之路线分布和发病，并兼及了骨度、肠度、胃肠容积等内容；卷三共35篇，讨论腧穴交会，厘定穴348，有单穴49，双穴299，按"分部依线法"划为头、背、面、耳、颈、肩、胸、腋胁、腹、肢等10部35线，指明其位，定其取法和用法；卷五7篇纯为针道内容，其中详述了针源，针之形类，补泻手法，禁穴和针忌等。这些内容大部分是讲生理和形态的，但也旁及相关的病理和诊治。可以明显看出他既重视脏腑，更重视经脉和腧穴。

皇甫谧继承了《内经》的学术思想和学术方法，并有所发展。例如《内经》重视脏腑阴阳，但皇甫谧更重视精神五脏的核心作用。全书开章第一篇就首先讨论此一关键问题，并命其篇名曰《精神五脏论》。他继承了《内经》有关"凡刺之法，先必本于神"，"是故用针者，观察病人之态，以知精神魂魄之存亡得失之意。五者已伤，针不可以治也"等思想，主张"必审察五脏之病形，以知其气之虚实而谨调之"。这就启示我们所治的是活人，是精神之躯。具体的方法就是抓住这五个精神有关的生理系统，通过经络所发腧穴的荥会出入之机去认识和处理疾病，这是医家之要，更是针家之要。

皇甫谧的第二个重要的基本观点，就是人与自然相应。最明显的就是列于首章的第二篇。篇中特别指出："人有五脏，脏有五变，变有五腧，故五五二十五腧，以应五时"。并结合实用指出："脏主冬、冬刺井；色主春，春刺荥；时主夏，夏刺腧；音主长夏，长夏刺经；味主秋，秋刺合；是谓五变，以主五腧"。一般仅知人与天地息息相通，不知相通者非仅限于呼吸，尤重在"五输穴"与自然环境进行能量交换。皇甫谧命其篇曰《五脏变腧论》这是取材于《内经》而又高出于《内经》之处。篇末更引《四气调神论》曰："四时阴阳者，万物之根本也……逆其根则伐其本矣"。又曰："顺之则生，逆之则死"。这种天人合一关系与前《精神五脏论》主张，共同体现了皇甫谧针灸辨证治疗基础学的基本思想。全书一切生理病理诊断治疗皆系于此。此外所论脏腑大小，有位可察；藏象神色，有形可见；经络营卫，有期可候；腧穴变化，有状可循等等，内容精辟。腧穴由脉气所发，脉气由脏气所发，《针灸甲乙经·卷三》第一篇说："孙络豀谷，三百六十五穴会，以应一岁……以行荣卫，以会大气也"。这个"大气"就是人体周围自然环境之气，这是极其具体的天人合一的整体观念。

2. 临床基础

这部分内容主要在卷四、六、七、八、九、十、十一、十二等 8 卷之中。其中卷六有 12 篇，为发病总论；卷四 3 篇，为诊法；余 6 卷 43 篇，为诸科疾病具体论治。

首先看卷六病因病机部分，以《八正八虚八风大论》篇冠首，随之以《逆顺病本方宜形志大论》次后，而《阴阳大论》这样的内容反退列第七，这正是皇甫谧标识自己思想中发病模式的一种撰写方法。《八正八虚八风大论》所述的"乘年之虚，逢月之空，失时之和"的"三虚相搏"，再加人本身调摄有失带来的缺隙，就造成了疾病。这完全是时间空间的结合，是一个立体的发病模式。再结合次篇的"逆顺""标本""方宜""形态"诸种复杂条件的综合考虑和运用，不但是一个"立体发病模式"，更是一个"动态的发病模式"了。在这样的基础上全面考虑六淫、七情内伤、饮食五味等病因的作用，进行疾病虚实的划分，再进行阴阳变化的辨识，这就使得对疾病发生和演变规律的掌握更为详细、更为确切，这是皇甫谧整理古针经的创造性功绩。

皇甫谧在卷四中论述的诊法，也有独特之笔。他将诊法安排了两个大的篇章：经脉篇和病脉篇。前者论述了诊察五脏、经络、三部状况的常法，病脉篇则叙述了诊察各种病因导致不同疾病的复杂病变的诊法。整个方法不但包括了寸口藏象之诊和寸口体部之诊，既有气口人迎合诊，又有三部九候之诊，并且还有色脉合参之诊，诸法并用，以加强医者主观辨识的能力。这些内容目前看来，还是比较系统简要和完备的诊法。其中突出论述了人迎气口经络之诊，为针灸诊疗打下了良好的基础。

治法内容主要在卷五之中，在分脏、分经、分部的基础上，再按因、按证、按时、按人的不同情况进行处理。其中特别重要的是人迎脉口合参诊断手足三阴三阳虚实而施补泻之法，它是古代针家凭脉识病、辨证施针之要法，也是皇甫谧慧眼识诊所整理保存下来的施治心法。手足三阴三阳经脉，既可概括脏腑，又能影响脏腑功能联系下的一切。在卷二《十二经脉络脉支别第一上》中引述了《灵枢·经脉》的一段话："经脉者，所以决死生，处百病，调虚实，不可不通也。"这个虚实，就是手足三阴三阳的虚实，脏阴腑阳，也就是调其阴阳。所以在《针灸甲乙经·卷五·针道自然逆顺第六》中又提出："用针之要，在于知调，调阴与阳，精气乃充，合形与气，使神内藏"。这是与卷首相互呼应的。所以又曰："上工平气，中工乱经，下工绝气危生，不可不慎"。这完全是一种异于头痛治头，足痛医足的高明的"机能疗法"。所以皇甫谧把这部分内容放置在《针道》之后，沿袭《灵枢》古意取名为《针道自然逆顺》，就是说针刺治疗需要根据病人体质不同，顺其自然，疏调气血，协调阴阳，方可取效。

再看《针灸甲乙经》卷七至十二，这6卷占约全书的一半，完全是皇甫谧撰次古经，整理肯定下来的对于各科多种疾病具体的处理方法，其中大部分保留了古代《明堂经》的内容。这里面不但突出分经辨病、审证施针的原则，而且还处处体现出对各项生理病理诊法治则的观点和主张。它不但有规律地反映了对各种疾病的认识，同时还系统地反映了诊治疾病的程序。

例如，皇甫谧基于"病因加于病位，则发为疾病"的认识，就是其中大多篇名都冠上了"发"字的由来。因为活体气机不停转运是个动态，邪气有隙即乘也是一个动态。二动相搏，则"发而为病"，也就是"变由生也"，机体功能由此而失调。这是生理病理观点的集中运用，虽只一字，有它深刻的寓意。

又如，皇甫谧在讨论任何疾病的时候，总是先落实有关的脏腑和经络，然后据其生理特点讨论其病因病机，从而寻出相应的穴位和针刺方法。如卷九《脾受病发四肢不用第六》《脾胃大肠受病发腹胀满肠中短气第七》等篇，无不先寻出疾病病位的脏腑，定为篇名，在篇中又具体地讨论其辨证施治，说明"分经辨病在先""审证施治在后"，一步深入一步，这是又一特征。

因为疾病是复杂的，往往相关者非仅一脏一腑，一经一络，要看其何处所"发"，病状又有高下偏倾差异，故需视其上下左右情势，而异其处理。如同一咳嗽，虽然邪在肺，可因五脏六腑受病所影响而发生，又各分其经而治之，其总的针治除规定"治脏者，治其俞；治腑者，治其合；浮肿者，治其经"为总则外，尚有随症不同，又有取天容、气舍、云门、太渊、膻中、扶突、太溪者等等，总则之外还有24种不同情况的取法。在弄清这些细节之后再分虚实而行补泻，也就是在随势疏导的基础上调其虚实以求达到平衡。人体阴阳既互根而又相互影响，有消长转化之机，所以这样的调节疗效很高。

3. 实践意义和实用价值

皇甫谧针灸辨证论治法的理论基础主要有两个观点，就是"精神五脏观"和"天人合一观"。针灸辨证论治法的临床基础主要有这样几个特点，就是"多种病态观""经络全面诊察法""平衡调治术"等。这样基础和临床综合起来，针灸辨证论治体系就是"形神结合""经脏结合""天人结合""因位结合""气势结合""病证结合"的分经辨病、审证施针法。这一方法有它独特的优点：①它充分地运用了古代传统医学成就之精华，特别是我国古代医学独特的经络学说的成就；②它的各种法则符合自然辩证法原则和系统方法学原则；③它在较大程度上解决了中医辨病的问题；④它具有时间医学、气象医学、环境医学、心理医学和各机能疗法等科学内容。针家本有两大派，一派是按时取穴，如"子午流注""灵龟八法"；一派则辨证取穴，不拘于时，古谚曰："宁失其时，勿失其气。""时虽一定，气无必然。"皇甫之术时气并重，较之机械和单一者更胜一筹。

考我国最早书目《汉书·艺文志》记载古经方十一家中，有《五藏六府痹十六病方》《五藏六府瘅十六病方》《五藏六府疝十二病方》，这些标题与皇甫谧诸节标题及内容在原则上是暗合的，这又从方药方面证明皇甫谧学有渊源。他所撰集的，确是古代针灸学精华。他的著作不愧是"既有所本，又有所创""既能承先，又可启后"。

再考张仲景将《内经》《难经》原理，结合《汤液》，著《伤寒杂病论》，建立了方药的辨证施治法，嘉惠后世，被尊为中医药物治疗之圣。金元张洁古据古经原理，创药物归经治疗法，明代大医药学家李时珍赞他为《灵》《素》后第一人。而皇甫谧所整理的《针灸甲乙经》泽被中外，遗惠后代，其学术价值和历史功绩不在前二人之下。

（九）明确针灸禁忌

1. 明确针灸禁忌原则

《针灸甲乙经》卷之五，以《针灸禁忌第一》分上、下两篇，从多方面明确而详细地指出针灸禁忌和刺灸前后注意的事项，以及禁针的部位和误针所致的不良后果。因此，要慎之又慎。

一是不违四时：针刺治病，必须根据四时之气的深浅及邪气所在而刺之，违犯了这个治疗原则，就要犯"虚虚实实"的错误。故《素问·诊要经终论》："春夏秋冬，各有所刺，法其所在"。因而在临床上必须予以重视。

二是勿滥施治：凡在病邪正盛，诊断不明、大汗不止、脉象杂乱不清时，万不可滥施刺法。故《针灸禁忌第一上》："无刺熇熇之热，无刺漉漉之汗，无刺浑浑之脉，无刺病与脉相逆者。"

三是饮食起居等禁例：根据天气的阴晴、月亮的盈亏来决定补泻原则。一般情况下，"天寒无刺，天温无疑，月生无泻，月满无补，月郭空无治。"（《针灸禁忌第一上》）。此条应说明的一点是，此乃古人的认识方法，不必过于拘泥。新内（房事）、大怒、大饱、大饥、大醉、大劳、大渴之时，不是正气方虚，便是气机逆乱，因此，都不宜针刺，在针刺治疗过程中，应使情志安定，饮食起居适宜，否则便会发生不良后果。

2. 明确禁针灸之穴

《针灸甲乙经》提出禁（慎）针禁（慎）灸腧穴数十个，不时被古今文献提到。然而，无论在这些腧穴的数量上或名称上（不是指异名，而是实实在在另指一穴），都各说不一，存在很大的差异。这说明古今文献对此关注和分析远远不够，对古代何以提出如此多的禁针禁灸腧穴之原因也疏于探讨研究。下面予以分类简述，并对当时确立诸多禁针禁灸腧穴的原因作了粗浅分析。

（1）禁针慎针腧穴分析

《针灸甲乙经》的禁（慎）针腧穴实为 17 个（含左额角）。其中，禁针腧穴占 9 个：神庭、乳中、鸠尾、脐中、石门、手五里、三阳络、伏兔和承筋。这当中，又有神庭、乳中和脐中 3 穴说明了理由。慎针腧穴共有 8 个，又分成三种情况：一是"刺不可深"者，包括上关、人迎、云门和缺盆 4 穴，都说明了应当慎针的理由。二是"刺不可多出血"者，为颅息、然谷和复溜 3 穴，其中颅息和然谷说明了理由。三是"刺不可久留"者，仅指左额角，未说明理由。在当时的历史条件下，古人提出这些禁（慎）针腧穴是有其道理的，有的腧穴，至今仍不可针。例如乳中，虽然《针灸铜人腧穴图经》和《针灸资生经》均谓可"微刺三分"，《圣济总录》亦云"微刺一二分"，但乳头神经密布，针之甚痛，现并未见有针家主张针刺、火灸该穴者。然而绝大多数禁针腧穴，经后世临床实践证实却都可针刺，不过行针仍须谨慎。现简述如下。

神庭，向上沿皮刺入二三分，并无妨。鸠尾，早在甄权时就跨越了禁区，指出"宜针，不宜灸"。不过此穴仍至少当列入慎针穴中，《针灸铜人腧穴图经》曾提醒针家："此穴大难针，大好手方可此穴下针。不然，取气多，不幸令人夭。"只提倡"针入三分"。今此穴已不禁针灸，但针刺不可过深，否则有伤及内脏之虞。脐中，多用灸，应慎针，行针时须严密消毒，以防感染，"令人恶疡溃"。石门，根据受针者肥瘦，现已可直刺五分至一寸，但孕妇则不宜针刺。手五里，今已可刺三至五分，但须注意避免刺伤桡神经。三阳络，今可针五分至一寸。伏兔，皇甫谧是在卷五中提出"禁不可刺"的，而在卷三本穴中又云"刺入五分"，看来当属历代刊刻《针灸甲乙经》过程中出现错误。此穴今可直刺。承筋，《针灸资生经》曾引《明堂》（但据黄龙祥等考证，此《明堂》并非皇甫谧所引据之《明堂孔穴针灸治要》）曰"针三分"，今多不针，也有人认为可针三到五分。

关于慎针穴，书中一些忠告确为经验之谈。如"刺不可深"类中，人迎正当颈总动脉处，行针当注意安全，不可"刺过深"。缺盆、云门若在进针时不注意方向和深度，也可能伤肺，导致"逆息"，发生危险；而且云门深部有胸肩峰动脉分支分布，故也不可深刺。

既然禁针腧穴中绝大多数都可行针，那么《针灸甲乙经》为何要告诫"禁不可刺"呢？笔者以为大抵不外如下数端：①解剖知识欠缺加上针刺未得法。许多腧穴在解剖位置上临近重要脏器、血管、脑、髓、神经等，如果对此全无认识，针刺未得其法，确实存在危险。如鸠尾、脐中、石门均在胸腹中线，内临各种脏腑，神庭在脑外，五里近神经之类。古人在临床实践中不断遇到针刺这些腧穴发生意外事故，造成病人伤亡等情况，久之总结成经验，以策来者。②针具比较原始、粗糙。当时虽已能用金属制作针具，但其技术比之现在仍较落后，致使针具相对较粗，表面毛糙，且易生锈。使用这样的针具，一是很容易伤及神经、血管、脏腑等，发生危险；二是比较疼痛，容易给患者增加心理压力，甚至出现晕针等情况；三是容易引起感染，由此而导致意外事故的产生。③消毒意识淡薄。由于对致病微生物了解不够，古人的消毒意识非常淡薄，并无无菌操作的观念，加之针具粗糙，故极易造成感染，重者休克乃至死亡。这在一些腧穴更容易发生，如脐中、乳中。④上古文献或师传经验的告诫。远古和上古社会比皇甫谧所处的晋代更加落后，除解剖知识、消毒意识更趋欠缺外，针具也更原始、粗糙，甚至尚使用石针、竹针之类，因此所造成的医疗事故也就更多。当时的针者误以为某腧穴不可行针，于是作为临证经验镌之甲壳，著之竹帛，以警后世，并口授直接告诫徒辈，如此代代相袭，以成不刊之论。当然，一些上古文献我们今天已经见不到了，但处于晋代的皇甫谧是完全可能见到的。⑤人神禁忌的影响。人神禁忌是我国古代的一种针灸宜忌学说，指"人神"按时巡行于人体各部，其所在部位，必须禁用针灸。《黄帝虾蟆经》尝谓："神所藏行，不可犯伤。"如经渠穴，《针灸甲乙经》就说："不可灸，灸之伤人神明。""经渠禁不可灸。"林亿等注后句云："伤人神。"杨上善注《黄帝内经明堂》也说："五脏五神之气，大会此穴，则神明在于此穴之中，火又克金，故灸之者，伤神明也。"由于古代科学相对落后，人们普遍存有迷信思想，敬畏鬼神，故将"五脏五神之气大会"的腧穴列为禁针禁灸穴。

（2）禁灸慎灸腧穴分析

《针灸甲乙经》的禁（慎）灸腧穴共有26个。其中，下关为"耳中有干摘抵"时，才"不可灸"；耳门为"耳中有脓"时，"禁不可灸"。此两穴可以看作是"慎灸"腧穴。此外，白环俞提出的是"不宜灸"，丝竹空也是"不宜灸"，理由是"灸之不幸，令人目小及盲"。"不宜灸"与"不可灸"在语感上显然有区别。还有，石门只是"女子禁不可灸"，这主要因为"灸中央，不幸使人绝子"，而此穴对于男性并非禁灸穴。

除了上述5个腧穴外，其余21穴均当为禁灸穴，如果加上白环俞、丝竹空、石门3穴，《针灸甲乙经》的禁灸穴可算24个。其中，有脑户、风府、瘖门、脊中、丝竹空、乳中、渊腋、石门、经渠、天府、地五会和气街计12穴原书说明了禁灸理由。

这些禁（慎）灸腧穴，现大多都可施灸，但需注意方法。其中有不少腧穴早就不禁灸，或近现代已有人行灸，如：脑户，近代文献记载可灸一至三壮，艾条可灸5～10分钟。风府，《备急千金要方》治"鬲痫""马痫"就曾有灸风府之法，李杲也灸此穴治项疽，近代也有说可灸三至五壮者，不过一般都不灸此穴。承光，王冰注《素问·刺热》时已提出"灸三壮"。心俞，《针灸资生经》引《明堂》（此《明堂》并非《明堂孔穴针灸治要》）谓可"灸五壮"，《外台秘要》也说"灸三壮"，现并不禁灸。白环俞，林亿等校正时谓：《水穴》注云：'刺入五分，灸三壮。'"鸠尾，现已不禁针灸。

石门，林亿等校正明谓："《气府论》注云：'刺入六分，留七呼，灸三壮。'"现在看来，"灸中央，不幸使人绝子"之说不确。未孕之妇女、阳虚之女子，有何不可灸？阴市，林亿等校正时谓："《刺腰痛论》注云：'伏兔下陷者中，灸三壮。'"耳门，皇甫谧是在卷五中提出"禁不可灸"的，而在卷三本穴中又云"刺入三分，留三呼，灸三壮"，看来也是历代刊刻《针灸甲乙经》过程中出现错误。"气街"，即气冲。皇甫谧在卷五中提出"气街禁不可灸，灸之不幸不得息"，可是在卷三本穴中又说："气冲……灸三壮，灸之不幸使人不得息。"此句中的"灸三壮"与"灸之不幸使人不得息"十分费解，是说可灸但须慎重乎？那么"气街禁不可灸，灸之不幸不得息"又当作何解释？瘈脉，皇甫谧在卷五中提出"瘈脉禁不可灸"，而在卷三本穴中又说："刺入一分，灸三壮。"恐亦属历代刊刻《针灸甲乙经》新出之错。

　　《针灸甲乙经》之所以提出这么多禁灸腧穴，其原因与笔者在前文提出的《针灸甲乙经》确立禁针腧穴原因中的1、3、4、5条基本相同。不过，除了这4个原因外，以下两点似也应考虑：①瘢痕灸导致不良后果。古代施灸，常采用化脓灸、瘢痕灸，并以是否产生灸疮评判其疗效。为此，灸者往往选取较大的艾炷，增加壮数，以求灸疮的产生。在头面、脊背、腕膝等皮薄肉浅之处，或关节、五官等敏感之处如此施灸，就难免灼伤血管、肌腱、骨膜、黏膜乃至眼球等组织器官，从而影响这些组织器官的正常功能活动，甚至产生严重的不良后果。灸者遂将之归于这些腧穴不能施灸，故提出禁灸。②诊断辨证失误，错用艾灸所致。针刺应用范围较广，阴证阳证、寒证热证都可用，而艾灸的适应证相比之下则不那么广。虽然目前一些学者已将艾灸用于某些热证阳证，并取得了可喜的疗效，但许多阳热实证仍不宜使用艾灸治疗。上古由于医学理论和临床经验的相对不足，诊断、辨证、取法的失误并不鲜见，阳热实证误用艾灸的情况时有发生，这样就容易使病情加重，甚或造成严重医疗事故。一些灸者不察，乃以为所选腧穴不可施灸。

（十）重视浅刺针法

有关浅刺针法的大部内容著录于《针灸甲乙经》第 1 卷至第 6 卷中，第 7 卷至第 12 卷为临床治疗的相关内容，其中亦涉及部分适用浅刺针法的病症。

1. 整理浅刺腧穴

《针灸甲乙经》详考古籍，汇集大量晋以前的用穴经验，共厘定腧穴348 个，比《内经》增加 188 穴。本书所记载的腧穴中"刺入一分"的穴位有 14 个，如颅息、天牖、少商、天井、中冲、少冲等；"刺入二分"的腧穴共 20 个，如完骨、天柱、鱼际、阳池、蠡沟、足临泣、小海等。

2. 阐发浅刺理论

与浅刺针法密切相关的论述虽大部分源于《素问》《灵枢》，但《针灸甲乙经》将其作了系统化整理。

《针灸甲乙经·卷一·十二经水第七》中，论及经水应经脉，由于经脉的远近深浅及气血多少各不相同，故针刺的浅深宜因脉而异："足少阴少血多气，刺深二分，留三呼。足厥阴多血少气，刺深一分，留二呼。手之阴阳，其受气之道近，其气之来也疾，其刺深皆无过二分，其留皆无过一呼。"在论述治疗卫病时要"逢时而刺之"，即"病在于阳分，必先候其气之加在于阳分而刺之。"寓意"阳病刺浅之"。关于络脉的循行分布特点，《针灸甲乙经》指出："经脉者，常不可见也。其虚实也，以气口知之。脉之见者，皆络脉也。诸络脉，皆不能经大节之间，必行绝道而出入，复合于皮中，其会皆见于外。"在述及皮部络脉证治时总结《内经》文义云："脉色青则寒且痛；赤则有热；胃中有寒，则手鱼际之络多青；胃中有热，则鱼际之络赤……其青而小短者，少气也；邪客于皮，则腠理开，开则邪入客于络脉，络脉满则注于经脉，经脉满则入舍于脉脏。"故而"诸刺络脉者，必刺其结上，甚血者，虽无血结，急取之以泻其邪而出其血。"

将《针灸甲乙经》中腹部腧穴的针刺深浅按经按部比较，并结合腹针疗法，探讨其临床意义。人体十四经脉中有任脉、督脉、肾经、胃经、脾经、胆经和肝经六条经脉经过腹部，而腹部腧穴大部分分布在任脉、肾经和胃经这三条经脉上。比较后发现：①任脉经的脐上、中、下部位的腧穴针刺深度变化较大。总体上，脐下腧穴的针刺深度大于脐上。其中建里、神阙和石关比较特殊：神阙禁针，建里和石关仅进针 0.5 寸。②在《针灸甲乙经》中任脉经腧穴的针刺深度最深，肾经腧穴次之，胃经腧穴最浅。这与经络理论相一致：阳经浅，阴经深；任脉经为诸阴经之汇，较其他阴经深。③除胃经的水道和气冲较特殊外，肾经和胃经腹部腧穴在脐上下的针刺深度变化不大，其中水道针刺 2.5 寸，气冲针刺 0.3 寸。

3. 归纳浅刺针具及针法

在浅刺针具选择与针刺方法方面，《针灸甲乙经》归纳了《内经》相关内容。论及六变之病中"大、缓、滑"的针刺方法时，引用《灵枢》原文："刺缓者，浅内而疾发针，以去其热；刺大者，微泻其气，无出其血；刺滑者，疾发针而浅内之，以泻其阳气，去其热。"卷四《三部九候第三》论述了浅刺针法相关观点："络病者，治其络……其病者在奇邪，奇邪之脉则缪刺之。留瘦不移，节而刺之。上实下虚，切而顺之，索其结络脉，刺出其血，以通其气。"在卷五《针灸禁忌第一上》中引用《内经》原文，总结阐述浅刺针法方法："四时之气，各有所在，灸刺之道，气穴为宝。故春刺络脉诸荥……间者浅取之；《九卷》云：春刺荥者正同于义，为是。又曰：春取络脉治皮肤。又曰：春取经与脉分肉之间，二者义亦略同……夏取诸俞孙络肌肉皮肤之上……又曰：取盛经孙络，取分间绝皮肤。又曰：夏取分腠，治肌肉。义亦略同。"此篇还集中阐述浅刺针法之"刺要"："病有在毫毛腠理者，有在皮肤者……刺毫毛腠理无伤皮，皮伤则内动肺，肺动则秋病温疟，热厥，淅然寒慄。刺皮无伤肉，肉伤则内动脾，脾动则七十二日四季之月，病腹胀烦满，不嗜食。"并提出不宜深刺穴位4个，即"云门、上关、缺盆、人迎"。在卷五《针道终始第五》论述脉之虚实则云："方虚，浅刺之，以养其脉，疾按其痏，无使邪气得入……脉虚者，浅刺之，使精气无得出，以养其脉，独出其邪气。"论及人体部位不同所用刺法时又云："痒者，阳也，浅刺之。病在上者，阳也。"同时强调，刺法的选择要"察其形气"，"躁厥（一作'疾'）者，必为缪刺之……令志在针。浅而留之，微而浮之，以移其神，气至乃休。"论及浅刺针法与四时、人体关系时则强调："春气在毫毛，夏气在皮肤，秋气在分肉，冬气在筋骨，刺此病者，各以其时为齐"；卷五《针道自然逆顺第六》云："瘦人者，皮薄色少，肉廉廉然，薄唇轻言，其血清，其气滑，易脱于气，易损于血。刺此者，浅而疾之……刺壮士真骨者……劲则气滑血清，刺此者，浅而疾之也……婴儿者，其肉脆，血少气弱。刺此者，以毫针，浅刺而疾发针，日再可也。"关于具体刺法，《针灸甲乙经》对《内经》进行总结，形成《九针九变十二节五刺五邪》和《缪刺》2篇，集中论述了26种针刺刺法，其中10种属于浅刺刺法，内容均来自《内经》。

4. 总结浅刺治疗经验

《针灸甲乙经》以病为纲，汇集一些浅刺腧穴主治及针灸治疗处方，如卷七《六经受病发病寒热病第一中》："热病七日八日，脉口动，喘而眩者，急刺之，汗且自出，浅刺手大指间。"卷七《太阳中风感于寒湿发痉第四》："风痉身反折，先取足太阳及腘中，及血络出血……痉取之阴跷及三毛上，及血络出血。"卷七《阴阳相移发三疟第五》："疟脉小实急，灸胫少阴，刺指井……足太阳疟，令人腰痛头重，寒从背起，先寒后热（《素问》此后有"熇熇暍暍然"五字），渴，渴止汗乃出，难已，间日作，刺腘中出血……胃疟，令人且病寒，善饥而不能食，食而支满腹大，刺足阳明太阴，横脉出血……诸疟如脉不见者，刺十指间出血，血去必已。"卷八《水肤胀鼓胀肠覃石瘕第四》："曰：肤胀鼓胀可刺耶？曰：先刺其腹之血络，后调其经，亦刺去其血脉……水肿留饮，胸胁支满，刺陷谷，出血，立已。"卷九《寒气客于五脏六腑发卒心痛胸痹心疝三虫第二》："心痛卒咳逆，曲泽主之，出血则已。卒心痛，汗出，大敦主之，出血立已……心疝暴痛，取足太阴、厥阴，尽刺之血络。"卷十一《邪气聚于脘发内痈第八》："微按其痈，视气所行，先浅刺其旁，稍内益深，还而刺之，无过三行，察其浮沉以为浅深。"卷十二《寒气客于厌发暗不能言第二》："暴暗气哽，刺扶突与舌本出血"。此部分内容当出自《明堂孔穴针灸治要》病症治疗部分。

（十一）整理灸法运用

《针灸甲乙经》专门论及灸疗的记载只有 24 条，另有禁灸腧穴 1 篇，其余在各腧穴介绍中言明所灸壮数，或在疾病介绍后只言某穴主之，意为灸刺皆可。本文将其有关灸法的运用特点总结如下。

1. 划线布穴　灸穴详实

《针灸甲乙经》卷三为腧穴主治部分，共厘定了腧穴 348 穴（其中单穴 49 个，双穴 299 个），详细叙述了各穴部位、针刺的深度与灸的壮数。并以人体内在经络为根据，以男女老幼共有的体表特征为标记，分区划线，把经络循行在体表的投影分段用腧穴点固定下来，制定了划线布穴法，划分了头、面、项、胸、腹、四肢 35 条线路，对针灸学的临床应用起到了重要作用。譬如，在卷三《头直鼻中发际旁行至头维凡七穴第一》记载"神庭，在发际，直鼻，督脉，足太阳、阳明之会。禁不可刺，令人癫疾，目失精。灸三壮。"即指出神庭穴，在头部正中线入前发际五分取之。此穴在经文中被列为禁刺穴，应当采用灸法，灸三壮。近代通过临床证实，亦可刺之，刺时当向上沿皮刺二三分。

2. 灸治大法　隐含其中

（1）据脉施灸

《针灸甲乙经·卷四·经脉第一上》："通其荥俞，乃可传于大数。大曰盛则从泻，小曰虚则从补。紧则从灸刺之，且饮药。陷下则从灸之。不盛不虚，以经取之。所谓经治者，饮药，亦用灸刺。"指出针灸治病必须根据脉象来辨证施治，脉大为盛时，就用泻治；脉小为虚，就用补治；脉紧属寒，灸、刺、服药三者兼治；脉象陷下者，属中寒，只用灸治。

（2）辨体施灸

《针灸甲乙经·卷六·针道自然逆顺第六》："年质壮大，血气充盛，皮肤坚固，因加以邪，刺此者，深而留之，此肥人也……瘦人者，皮薄色少，肉廉廉然，薄唇轻言，其血清，其气滑，易脱于气，易损于血，刺此者，浅而疾之。"由于先天禀赋的差异、饮食居处的不同，人的形貌肤色表现千差万别，其内在体质特点也有不同，发病或病机转化也不尽相同，运用刺法时当辨体施针，灸法亦如此。《针灸甲乙经》对此高度重视，该书卷一之第五、第十六篇，卷五之第六篇，卷六之第六篇，充分吸收了前人在这方面的成果，建立了从年龄、性别、胖瘦、肤色等方面对千差万别的人体体质进行归纳认识，进而运用阴阳五行学说加以分类概括的研究方法，并且明确指出，对不同体质，所用刺灸方法不同，刺灸量也迥然有别。如卷六《逆顺病本末方宜形志大论第二》："北方风寒冰冽，其民乐野处而乳食，脏寒生病，其治宜灸焫。"由于北方的气候寒冷，而当地人们多在野外住宿，过着游牧生活，故而发病常因内脏受寒，应当使用温灸疗法，以驱寒散邪。

（3）疮再发

《针灸甲乙经·卷三·足太阳及股并阳跷六穴凡三十六穴第三十五》："欲令灸发者，灸履编熨之，三日即发。"这是记载使灸疮再发的一种方法，即用鞋底，灸之使热，在灸疮处烫之，约三日左右，疮即发，发则病愈。

古人对某些疾病使用灸法治疗时，主张使灸处发生灸疮，若灸疮已愈而病未愈，当使灸疮再发。

（4）灸法禁忌

①总结禁灸病证

《针灸甲乙经》在不同篇章提出了禁灸病证，以示后人。

息贲者禁灸：卷八《经络受病入肠胃五脏积发伏梁息贲肥气痞气奔豚第二》："病胁下满，气逆行，二三岁不已，是为何病？曰：病名息贲。此不妨于食，不可灸刺，积为导引服药。药不能独治也。"认为胁下胀满，呼吸气逆喘促，二三年不愈病乃为肺积息贲，治疗时不可用针刺和艾灸，应该用导引法疏通气血，同时结合服药来治疗。

阴阳俱不足者禁灸：卷五《针道终始第五》："若少气者，脉口人迎俱少而不称尺寸，如是者，则阴阳俱不足，补阳则阴竭，泻阴则阳脱，如是者，可将以甘药，不可饮以至剂。如此者弗灸。"即认为少气虚弱的病人，为阴阳气血俱不足之证，若补其阳气，就会使阴气更加衰竭，若泻其阴气，就会导致阳气衰脱。在这样的情况下，只可用甘药调补，也不宜用灸法，以防伤阴。

厥逆者禁灸：卷十一《寒气客于经络之中发痈疽风成发厉浸淫第九下》："病痈肿颈痛，胸满腹胀，此为何病？曰：病曰厥逆，灸之则瘖，石之则狂，须其气并，乃可治也，阳气重上，有余于上，灸之则阳气入阴，入则瘖。"即认为如果患了痈肿颈肿，且发胸腹胀满，即为厥逆，这种病如果用灸法就会导致失音。

②禁灸腧穴记载翔实

卷五《针灸禁忌第一下》："头维禁不可灸。承光禁不可灸。脑户禁不可灸。风府禁不可灸。哑门禁不可灸（灸之令人喑）。下关耳中有干擿，禁不可灸。耳门耳中有脓，禁不可灸。人迎禁不可灸。丝竹空禁不可灸（灸之不幸令人目小或盲)。承泣禁不可灸。脊中禁不可灸(灸之使人偻)。白环俞禁不可灸。乳中禁不可灸。石门女子禁不可灸。气街禁不可灸(灸之不幸不得息)。渊腋禁不可灸(灸之不幸生肿蚀)。经渠禁不可灸(伤人神)。鸠尾禁不可灸。阴市禁不可灸。阳关禁不可灸。天府禁不可灸(使人逆息)。伏兔禁不可灸。地五会禁不可灸(使人瘦)。脉禁不可灸。上灸禁。"卷三《背自第一椎两傍侠脊各一寸五分下至节凡四十二穴第八》:"心俞……禁灸。"卷三《面凡二十九穴第十》曰:"素髎……禁灸。"上述原文中,所提出的禁(慎)灸穴位共26个。其中下关(耳中有干擿抵)、耳门(耳中有脓)这2穴带有条件,可以看作是"慎灸"腧穴。

3. 证治广泛,垂范后世

《针灸甲乙经》中所记载的临床治疗部分占全书近一半的内容,包括内、外、妇、儿、五官等科疾病。其中内科方面有38篇,主要对六淫、七情及其他因素所致的五脏、六腑及经脉等上百种病证的治疗做了详细介绍。外科方面3篇,记载了痈疽、痔、脱肛、疝、瘿瘤等近30种病证,其中对痈疽(包括内痈)的论述尤为详尽。妇科方面1篇,记载了妇人妊娠期疾病、哺乳期疾病、产后热病、不孕、阴挺、带下、乳痈等近20种病证。儿科方面1篇,记载了小儿惊痫、瘛疭、飧泄、食晦、脐风等近10种病证。五官科方面5篇,记载了眼、耳、口、鼻、咽、齿等部的病证。其治疗多只列出所主腧穴,未言明是灸是刺,按照序例,当为灸刺皆可。这些充分反映了晋以前针灸治疗各科疾病丰富而宝贵的经验,对后世针灸临床应用的发展产生了深远的影响。

综上所述,《针灸甲乙经》一书中关于灸疗的论述,与针刺的内容相比较,显得更简略、散在而不系统。然而,该书所提出的有关灸法理论、临证应用的一些基本思想,为后世灸法的发展奠定了基础,同时也对灸疗学理论的形成与发展产生了深远的影响。

皇甫谧

临床经验

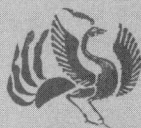

皇甫谧乃中年从儒入医的一代大儒，他归类了《内经》《明堂孔穴针灸治要》的临床针灸诊疗经验而熔于一炉，主要体现在《针灸甲乙经》下册卷七至卷十二。其中保留了《明堂孔穴针灸治要》的大部分内容，总结了魏晋以前针灸诊疗经验，弥足珍贵。笔者主要从其原文出发，结合后世注释和临床实践进行分析。

一、外感热病

《针灸甲乙经》有关外感热病的论述，主要类编《素问·热论》《素问·评热病论》《素问·刺热》《素问·水热穴论》《灵枢·寒热病》《灵枢·热病》等篇及《明堂孔穴针灸治要》相关论述。其内容主要见于《针灸甲乙经·卷七·六经受病发伤寒热病第一》上、中、下三篇。现分析如下。

（一）热病的辨证

热病发生，经历了邪热在经、邪热在脏和正气逆乱三个阶段，所以在症状叙述上，也就以此分为三个阶段。

1. 邪热在经宗六经辨证

皇甫谧将《素问·热论》热病六经分证相关内容，置于《针灸甲乙经·卷七·六经受病发伤寒热病第一上》第一部分。此为热病初起，邪热在经阶段。热病即伤寒，其由六淫外感，由于太阳为"诸阳之属""为诸阳主气"而主一身之表，故六淫外感，太阳首当其冲，卫气郁遏，发为热病。单感伤寒，则按照太阳—阳明—少阳—太阴—少阴—厥阴六经传变。其症状为：伤寒一日，太阳受之。故头项痛，腰脊背强。二日阳明受之。阳明主肉，其脉侠鼻，络于目，故胸胁痛而耳聋。四日太阴受之。太阴脉布胃中，络于嗌，故腹满而嗌干。五日少阴受之，少阴脉贯肾，络肺，系舌本，故口燥舌干而渴。六日厥阴受之，厥阴脉循阴器而络于肝，故烦满而囊缩。对于两感伤寒，按照太阳少阴—阳明太阴—少阳厥阴传变。其症状为：其两感于寒者，一日太阳与少阴俱病，则头痛口干烦满。二日阳明与太阴俱病，则腹满身热，不欲食，谵语。三日少阳与厥阴俱病，则耳聋囊缩而厥。此处所谓六经热病，是循经络发病，均属实证热证，与《伤寒论》之三阳属实热、三阴属虚寒的三阴三阳病不同。至于"一日、二日"等是对伤寒热病发病一般情况而言，蕴含阶段、次序之意，不可拘泥看待。

关于邪热在经的热病预后，一经感寒一般预后较好，"人之伤于寒也，则为病热，热虽甚不死"；但是，若邪热炽盛，脏腑衰败，预后也不好，"三阴三阳五脏六腑皆受病，营卫不行，五脏不通，则死矣其"。两感伤寒一般预后较差，"两感于寒而病者，必不免于死矣"。

2. 邪热在脏宗脏腑辨证

邪热不去，由经络传入五脏，则为五脏热病，其作为热病的第二阶段。皇甫谧将《素问·刺热》脏腑热病相关内容置于《针灸甲乙经·卷七·六经受病发伤寒热病第一上》，紧接于邪热在经的六经辨证之后。

肝脏发生热病，先出现小便黄、腹痛、多卧、身发热。当热邪入脏，与正气相争时，则狂言惊骇、胁部满痛、手足躁扰不得安卧。

心脏发热病，先觉得心中不愉快，数天以后始发热，当热邪入脏与正气相争时，则突然心痛、烦、时呕、头痛、面赤、无汗。

脾脏发生热病，先感觉头重，面颊痛，心烦，额部发青，欲呕，身热。当热邪入脏，与正气相争时，则腰痛不可以俯仰，腹部胀满而泄泻，两颌部疼痛。

肺脏发生热病，先感到体表渐渐然寒冷，毫毛竖立、畏恶风寒、舌上发黄、全身发热。当热邪入脏，与正气相争时，则气喘咳嗽，疼痛走窜于胸膺背部，不能太息，头痛得很厉害，汗出而恶寒。

肾脏发生热病，先觉腰痛和小腿发酸，口渴得很厉害，频频饮水，全身发热。当邪热入脏，与正气相争时，则项痛而强直，小腿寒冷酸痛，足心发热，不欲言语。如果肾气上逆，则项痛头眩晕而摇动不定。

3. 正气逆乱重胃气津液

皇甫谧基于对《素问·热论》《素问·评热病论》等内容的准确把握，对热病正气逆乱阶段的预后特别重视津液与胃气存亡。

（1）重视胃气

《针灸甲乙经·卷七·六经受病发伤寒热病第一上》云："水浆不入，不知人者，故六日而死矣。"并进一步解释，"阳明者，十二经脉之长，其血气盛，故不知人，三日其气乃尽，故死。"《六经受病发伤寒热病第一中》还指出："不能食者，精无裨也，热而留者，寿可立而倾也。"

（2）重视津液

热病属于邪热为患，煎熬津液、迫汗外泄、易伤津液。在解释阴阳交汗出热不退病机时，《针灸甲乙经·卷七·六经受病发伤寒热病第一中》云："人所以汗出者，皆生于谷，谷生于精。今邪气交争于骨肉而得汗者，是邪退精胜，精胜则当能食而不复热。复热者邪气也，汗者精气也，今汗出而辄复热者，是邪胜也。"故预后不良。这为后世温病学派重视保护津液，"留得一分津液，便留得一分生机"，奠定了理论基础。

（3）重视时脏相应

皇甫谧在《内经》天人相应整体观影响下重视时脏相应，将《素问·刺热》关于五脏热病预后论述归入《针灸甲乙经·卷七·六经受病发伤寒热病第一上》，根据五行生克乘侮规律判断病情变化。五脏热病有病重—甚（时脏相克）、缓解—汗（时脏相符）、病危—死（时脏相克）三种变化。肝热病，庚辛甚，甲乙大汗，气逆则庚辛死；心热病，壬癸甚，丙丁大汗，气逆则壬癸死；脾热病，甲乙甚，戊己大汗，气逆则甲乙死；肺热病，丙丁甚，庚辛大汗，气逆则丙丁死；肾热病，戊己甚，壬癸大汗，气逆则戊己死。

（二）热病的治疗

对于热病的治疗，皇甫谧综合了《内经》和《明堂孔穴针灸治要》相关内容，进行了有序的整理，其脉络如下：

1. 在表汗之，在里泄之

对于热病，以泻为主。治之各通其脏脉："病日衰已矣。其未满三日者，可汗而已；其满三日者，可泄而已。"在三阳经时可用发汗法，在三阴经时可用泄热法。可用彻衣法，刺六腑别络，其所治热病乃"阳气有余而阴气不足，阴气不足则内热，阳气有余则外热"，两热相搏，腠理闭塞，而见高热，无汗，舌焦唇槁，咽干欲饮。治疗取手太阴肺经的天府穴、足太阳膀胱经的大杼穴各三次，再刺足太阳膀胱经的中膂以去其热，然后补手足太阴以发其汗。

2. 既病防变，倡治未病

对于五脏热病，皇甫谧根据《素问·刺热》，倡导治未病。《针灸甲乙经·卷七·六经受病发伤寒热病第一上》曰："肝热病者，左颊先赤。心热病者，颜额先赤。脾热病者，鼻先赤。肺热病者，右颊先赤。肾热病者，颐先赤。病虽未发者，见赤色者刺之，名曰治未病。"即在五脏热病未作，但在面部相应部位出现红色，根据所部对应的五脏，取穴针刺以泄脏热，这就是治未病，属既病防变范畴。并且提出针刺治热病，应注意两点：一是应在喝些清凉的饮料，以解里热之后，再进行针刺，即"饮之寒水"；二是要病人衣服穿得单薄些，居住于凉爽的地方，以解除表热，如此使表里热退身凉而病愈，即"居止寒处"。

3. 五十九刺，辨证取之

皇甫谧在《针灸甲乙经·卷七·六经受病发伤寒热病第一上》，根据《灵枢·热病》总结了治疗热病的五十九穴："所谓五十九刺者，两手内外侧各三，凡十二痏；五指间各一，凡八痏；足亦如是；头入发际一寸傍三分各三，凡六痏；更入发际三寸边五，凡十痏；耳前后口下者各一，项中一，凡六痏；颠上一，囟会一，发际一，廉泉一，风池二，天柱二。"

根据《素问·水热穴论》相关内容，治疗热病的 59 个腧穴，其中头上有五行，每行五个穴位，共 25 穴，能泄越诸阳经上逆的热邪。大杼、膺俞、缺盆、背俞 8 个穴位，可以泻除胸中的热邪。气街、三里、上巨虚和下巨虚 8 个穴位，可以泻胃中的热邪。云门、肩髃、委中、髓空 8 个穴位，可以泻四肢的热邪。

如此，治疗热病的腧穴除去重复的百会、囟会、五处、承光、通天、临泣、正营、目窗、承灵等 18 穴，加上其他篇泄热的胃络（丰隆）、涌泉、阴陵泉、鱼际、太渊、大都、三阴交等 14 穴，共计 114 个，这些均为治疗治疗热病的要穴，需要根据临床症状，辨证取穴。张介宾认为："然观本篇（《灵枢·热论》）所言者，多在四肢，盖以泻热之本；水热穴论所言，多随邪之所在，盖以泻热之标也。义之不同，各有取用。"此说可作为临床应用参考。

4. 针对兼症，对症取穴

《针灸甲乙经·卷七·六经受病发伤寒热病第一》中、下两篇，对热病针刺治疗做了详细论述。现简要概括如下。

（1）汗不出者

热病汗不出，当以发汗为主。共计 28 穴，这是皇甫谧对症取穴最多的，反映了发汗是治疗外感热病的重要治法。主方为：①上星主之，先取谵谵，后取天牖、风池。②天柱及风池、商阳、关冲、腋门主之。对症取穴：若头痛身热，鼻塞，喘息不利，烦满汗不出，曲差主之；头项恶风，汗不出，恶寒，呕吐，目系急，痛引额头，头重项痛，玉枕主之；头痛如破，身热如火，汗不出，抽搐，发热恶寒，里急，腰腹相引痛，命门主之；头重目不欲睁，寒热，汗不出，陶道主之；颈项痛不可以俯仰，头痛振寒，抽搐，胁胀满，脊背有寒气，发热，汗不出，腰背痛，大杼主之；热病汗不出，上髎及孔最主之；热病汗不出，胸痛不可息，颔肿，寒热，耳鸣，聋无所闻，阳谷主之；热病汗不出而苦呕烦心，承光主之；膈中虚，食饮呕吐，身热汗不出，唾血，肩背寒热，面色苍白，泪出，属虚也。刺鱼际补之；病温身热，五日以上，汗不出，刺太渊；热病汗不出，默默嗜卧，溺黄，少腹热，嗌中痛，腹胀内肿，心痛如锥针刺，太溪主之；热病汗不出，善噫腹胀满，胃热谵语，解溪主之；热病汗不出且厥，手足清，暴泄，心腹胀痛，心尤痛甚，此胃心痛也，大都主之，并取隐白，腹满善呕烦闷，此皆主之；下部寒，热病汗不出，体重，逆气头眩，飞扬主之；热病汗不出，口中热痛，冲阳主之，胃脘痛，时寒热，皆主之；膝外廉痛，热病汗不出，目外眦赤痛，头眩，两颔痛，寒逆泣出，耳鸣聋，多汗，目痒，胸中痛，不可反侧，痛无常处，侠溪主之；面赤皮热，热病汗不出，中风热，目黄赤，肘挛腋肿，实则心暴痛，虚则心悸，心惕惕不能动，失智，内关主之；多卧善唾，肩髃痛寒，鼻衄赤多血，浸淫起面，喉痹如梗，目伤，忽振寒背疼，二间主之。

（2）衄血

计有神庭、谵谵、阳溪、京骨、承山、至阴、隐白7穴。头脑中寒，鼻衄目泣出，神庭主之；喘逆衄血，肩胛内廉痛，不可俯仰，季胁引少腹而痛胀，谵谵主之；鼻衄血，热病汗不出，目痛瞑，头痛，龋齿痛，泣出，厥逆头痛，胸满不得息，阳溪主之；衄血血不止，头痛，目白翳，头顶肿痛，泄注，上抢心，目赤烂无所见，痛从内眦始，腹满，颈项强，腰脊不可俯仰，眩，心痛与肩背相引，如从后触之状，身寒从胫起，京骨主之；䯏䯏，腰脊痛，脚臑酸重，战栗不能久立，臑如裂，脚跟急痛，足挛引少腹痛，喉咽痛，大便难，䐈胀，承山主之；头重鼻衄及瘲疭，汗不出，烦心，足下热，不欲近衣，项痛，目翳，鼻及小便皆不利，至阴主之；气喘，热病衄不止，烦心善悲，腹胀，逆息热气，足胫中寒，不得卧，气满胸中热，暴泄，仰息，足下寒，中闷，呕吐，不欲食饮，隐白主之。

（3）疼痛

疼痛产生由于外邪入侵，邪热郁遏，经脉不利，故疏散风寒、清泄邪热，疏通经脉是重要治法。共计29穴，其特点：多在局部取穴；多为单穴主治；所取腧穴一般为手足三阳经，因其汇聚于头面部。

①头项痛：治疗头项痛计有本神、通天、临泣、承灵、脑空、哑门、风池、悬颅、神道、风门、悬厘、阳白、攒竹、小海、消泺、颔厌、束骨、丰隆18穴。头痛目眩，颈项强急，胸胁相引，不得倾侧，本神主之；头项痛重，暂起僵仆，鼻窒䯏䯏，喘息不得通，通天主之；颊冷，不得视，口沫泣出，两目眉头痛，临泣主之；脑风头痛，恶见风寒，䯏䯏鼻窒，喘息不通，承灵主之。头痛身热，引两颔痛，脑空主之；项强刺瘖门；颈痛项不得顾，目泣出，多眵，鼻䯏䯏，目内眦赤痛，气厥耳目不明，咽喉偻引项，筋挛不收，风池主之；热病头痛身重，悬颅主之；身热头痛，进退往来，神道主之；风眩头痛，鼻不利，时嚏，清涕自出，风门主之；热病偏头痛，引目外眦，悬厘主之；热病头痛，引目外眦而急，烦满汗不出，引颔齿，面赤皮痛，悬厘主之；头目瞳子痛，不可以视，夹项强急，不可以顾，阳白主之；头风痛，鼻䯏䯏，眉头痛，善嚏，目如饮脱，汗出寒热，面赤颊中痛，项椎不可左右顾，目系急，抽搐，攒竹主之；风眩头痛，小海主之；醉酒风热发，两角眩痛，不能饮食。烦满呕吐，率谷主之；头痛，

项背急，消泺主之；善嚏，头痛身热，颌厌主之；暴病头痛，身热痛，肌肉动，耳聋恶风，目烂赤，项不可以顾，髀枢痛，泄，肠澼，束骨主之；厥头痛，面浮肿，烦心，狂见鬼，善笑不休，发于外有所大喜，喉痹不能言，丰隆主之。

②胸胁腰背肩胛痛：计有魄户、天牖、膈俞、上脘、颅息、神堂、后溪、魂门、窍阴、通谷、委中 11 穴。项背痛引颈，魄户主之；肩背痛，寒热，瘰疬绕颈，有大气，暴聋气蒙瞀，耳目不开，头颔痛，泪出鼻衄，不得息，不知香臭，风眩喉痹，天牖主之；背痛恶寒，脊强俯仰难，食不下，呕吐多涎，膈俞主之；热病胸中淡淡，腹满暴痛，恍惚不知人，手清，上脘主之；身热痛，胸胁痛不可反侧，颅息主之；肩痛胸腹满，凄厥脊背急强，神堂主之；振寒寒热，肩臑肘臂痛，头不可顾，烦满身热，恶寒，目赤痛烂，生翳膜，暴痛，鼽衄，发聋，臂重痛，肘挛痂疥，胸满引臑，泣出而惊，颈项强，身寒，头不可以顾，后溪主之；胸胁胀满，背痛恶风寒，饮食不下，呕吐不留住，魂门主之；胁痛咳逆，不得息，窍阴主之；身疼痛，善惊，互引鼻衄，通谷主之；两胁下痛，呕泄，上下出，胸满，短气，不得汗，补手太阴以出之；热病夹脊痛，委中主之。

（4）心烦

邪热扰心，则为心烦。当清泄邪热，这是重要对症治法。计有大陵、中冲、大椎、涌泉、然谷、太溪、间使、少泽、支正、窍阴、劳宫 11 穴。热病烦心而汗不止，肘挛腋肿，善笑不休，心中痛，目赤黄，小便如血，欲呕，胸中热，苦不乐，太息，喉痹嗌干，喘逆，身热如火，头痛如破，短气胸痛，大陵主之；热病烦心，心闷而汗不出，掌中热，心痛，身热如火，浸淫烦满，舌本痛，中冲主之；伤寒热盛，烦呕，大椎主之；烦心不嗜食，咳而短气，善喘，喉痹身热，脊胁相引，忽忽善忘，涌泉主之；热病烦心，足寒清多汗，先取然谷，后取太溪，大指间动脉，皆先补之；热病烦心善呕，胸中淡淡，善动而热，间使主之；振寒，小指不用，寒热汗不出，头痛，喉痹舌卷，小指之间热，口中热，烦心心痛，臂内廉及胁痛，聋，咳，瘰疬，口干，头痛不可顾，少泽主之；振寒热，颈项肿，实则肘挛，头项痛，狂易，虚则生疣，小者痂疥，支正主之；手足清，烦热汗不出，手肢转筋，头痛如锥刺之，然不可以动，动益烦心，喉痹，舌卷干，臂内廉痛不可及，耳聋鸣，窍阴皆主之；热病发热，烦满而欲呕哕，三日以往不得汗，怵惕，胸胁痛，不可反侧，咳满溺赤，大便血衄不止，呕吐血，气逆，噫不止，嗌中痛，食不下，善渴，舌中烂，掌中热，饮呕，劳宫主之。

（5）振寒

风寒束表，则为振寒恶寒，疏风散寒为其对症治法。计有膈俞、承浆、少商、阴都、尺泽、丘墟 6 穴。凄凄振寒，数欠伸，膈俞主之；寒热凄厥鼓颔，承浆主之；热病象疟，振栗鼓颔，腹胀睥睨，喉中鸣，少商主之；身寒热，阴都主之；振寒瘰疬，手不伸，咳嗽唾浊，气鬲善呕，鼓颔，不得汗，烦满，因为纵衄，尺泽主之。左窒刺右，右窒刺左；目视不明，振寒目翳，瞳子不见，腰两胁痛，脚酸转筋，丘墟主之。

二、内伤杂病 🕊

（一）腹痛

皇甫谧对腹痛的病因病机、证候及针灸治疗均有所阐述，他认为腹痛产生的原因：①肝受病及卫气留积；②经络受病入肠胃五脏；③脾胃大肠受病。有外感、情志、饮食等三类原因。病症有缓急两类，或者为暴痛、切痛；或者为绕脐痛、肠鸣而痛。其治法可归纳为散寒、温中、理气止痛几种。由情志所致，肝气郁结，致腹部胀痛者，理气止痛为主，可选巨阙、梁门；由寒邪入络，肠胃积气相引，致脐疝腹痛奔豚者，温中散寒止痛，可选云门、石门、商曲、天枢；寒中胃肠，发为腹中冷痛剧烈，当散寒止痛为主，取巨虚上廉、肓俞、外陵、温溜。

现代临床中，腹痛是临床常见病症，具有病因多、发病急、病情重、变化快等特点。临诊时虽按照常规辨证施治，但在痛甚标急时，本着中医"急则治其标，缓则治其本"的治则，先治标止痛，以防因剧痛而发生休克等严重情况。为此，临床可采用针灸缓急止痛，待腹痛缓解后，再辨证配穴施治，以治其本。在临床中应用电针刺激足三里、天枢、神阙、中脘等为主治穴位。从实践的结果及疗效来看，针灸治疗腹痛确有明显的消炎、杀菌、解毒、抗过敏、解痉止痛、调理腑气的功能，有促进代谢，增强抗体等局部和整体性的均衡作用。从效果看，针治急腹痛对痉挛性、功能性等类型最好，对炎症性急腹症类稍差。

（二）神志疾病

1. 对神志活动的认识

中医学强调整体观念，认为人与自然、社会密切相关，人体各脏腑、组织、器官之间有密切的联系，同时人的精神情志、意识思维与形体也是密不可分的一个有机整体。皇甫谧在编写《针灸甲乙经》时首列"精神五脏论"，可见其对神志与脏腑气血关系的重视程度。《针灸甲乙经》认为针刺治疗疾病，必先以精气的盛衰和神志的变化为依据。《针灸甲乙经·卷一·精神五脏第一》："天之在我者德也，地之在我者气也，德流气薄而生也，故生之来谓之精，两精相搏谓之神，随神往来者谓之魂，并精出入者谓之魄，所以任物谓之心，心有所忆谓之意，意有所存谓之志，因志存变谓之思，因思远慕谓之虑，因虑处物谓之智。故智者之养生也，必顺四时而适寒暑，和喜怒而安居处，节阴阳而调刚柔。"如是则"邪僻不生，长生久视。"因此，正确的养生方法应是调和喜怒等精神活动，有规律地生活作息，从而协调人体阴阳，维持相对平衡，使病邪无从侵入，从而保持身体健康，达到长寿的理想境界。

2. 对神志疾病的病因认识

（1）先天因素

《针灸甲乙经》认为，神志疾病的发生与五脏的大小及母孕期所受的惊吓有关。虽然其对病因的认识较朴素原始，但医学快速发展的今天，对精神疾病病因的认识也不外乎如此，认为是由多种原因引起，各类因素之间存在着相互作用。如致病因素与条件因素，素质因素、诱发因素与附加因素，遗传因素与环境因素，外因与内因，远因与近因，主要因素与次要因素，原发因素与继发因素等。《针灸甲乙经·卷一·五脏大小六腑应候第五》："愿闻人之有不可病者，至尽天寿，虽有深忧大恐怵惕之志，犹弗能感也，大寒甚热弗能伤也；其有不离屏蔽室内，又无怵惕之恐，然不免与病者何也？曰：五脏六腑，邪之舍也。五脏皆小者，少病，善焦心人愁忧；五脏皆大者，缓于事，难使以忧。"由此可见，无论现代医学或中医学都十分重视先天因素在神志疾病发病过程中所起的重要作用。

（2）后天因素

《针灸甲乙经·卷一·精神五脏第一》中论述："是故怵惕思虑者，则神伤，神伤则恐惧流淫而不止。因悲哀动中者，则竭绝而失生；喜乐者，神惮散而不藏；愁忧者，气闭塞而不行；盛怒者，迷惑而不治；恐惧者，荡惮而不收。"《针灸甲乙经》认为神志疾病的发病与情志所伤有关，亦与脏腑经络受邪有关，二者均可导致神志异常，它们所引起的精神障碍包括了现代的精神分裂症、心境障碍等。

3. 神志疾病病名浅释

本研究以黄龙祥校注中国医药科技出版社出版的《黄帝针灸甲乙经》（新校本）为蓝本进行研究。研究发现，《针灸甲乙经》在卷七《足阳明脉病发热狂走第二》、卷九《邪在心胆及诸脏腑发悲恐太息口苦不乐及惊第五》、卷十一《阳厥大惊发狂痫第二》、卷十二《目不得眠不得视及多卧卧不安不得偃卧肉苛诸息有音及喘第三》等四个专篇中，对精神异常做了大量论述，并提出了多个与神志疾病相关的病名，主要有以下几类。

（1）阳厥

阳厥指怒狂病，因为阳气厥逆、痰火实邪扰乱神明所致。主要表现兴奋亢进、登高而歌、弃衣而走、善怒等。《针灸甲乙经》分别在卷二《十二经脉络脉支别第一上》和卷十一《阳厥大惊发狂痫第二》中对其进行了详细描述，并指出狂病的发病是因为阳厥，其与现代精神医学所述的心境障碍躁狂症表现有相似之处。如：卷二《十二经脉络脉支别第一上》："胃足阳明之脉是动则病凄凄然振寒，善伸数欠，颜黑；病至则恶人与火，闻木音则惕然惊，心动，欲独闭户塞牖而处；甚则欲上高而歌，弃衣而走，贲响腹胀，是为阳厥。"卷十一《阳厥大惊发狂痫第二》："有病狂怒者，此病安生？曰：生于阳也？曰：阳何以使人狂也？曰：阳气者，因暴折而难决，故善怒，病名曰阳厥。"

（2）癫疾

《针灸甲乙经》中所述之癫疾，不同于现代中医所谓之癫疾。现代中医内科中所述之癫疾是以精神抑郁、表情淡漠、沉默痴呆、喃喃自语、出言无序、静而多喜少动为临床表现，它与现代精神医学的精神分裂症阴性症状及抑郁症的表现类似。而《针灸甲乙经》中所描述的癫疾，实乃现代中医所谓之痫症；亦即现代医学中的癫痫。在其中用大量的篇幅论述了癫痫所伴发的各种精神症状及其发病的规律，由此可见，古人早就认识到了癫痫疾病症状表现的多样性，为后世人们诊断癫痫提供了有力依据，有较重要的现实意义。如后人以《针灸甲乙经》为据认为发作时伴有惊风、足痉挛、牙关紧闭等征象。

（3）狂病

古之所谓"狂"，则包括今之所称"癫证"与"狂证"。《针灸甲乙经》中认为其发病多是因忧思伤神及饥饿伤脏，致使气机逆乱而五脏之气失去平衡协调，六腑闭塞不通，水谷不能养脏所造成。其主要表现，是初发表现为独自悲哀，发怒惊恐，很少睡卧，后渐出现妄行、妄见、妄闻等症。它与现代精神医学所述之精神分裂症及躁狂症相似。从以下文献有关"狂"临床表现的记载，能对其具体内涵有更清楚的了解。

《针灸甲乙经·卷十一·阳厥大惊发狂痫第二》："病在诸阳脉，且寒且热，诸分且寒且热……名曰狂，刺之虚脉，视分尽热，病已止……狂之始生，先自悲也，善忘善怒善恐者，得之忧饥，狂始发，少卧不饥，自高贤也，自辨智也，自尊贵也，善骂詈，日夜不休……狂，善惊善笑，好歌乐，妄行不休者，得之大恐……狂，目妄见耳妄闻，善呼者，少气之所生也……狂，多食，善见鬼神，善笑而不发于外者，得之有所大喜。"

（4）不得眠

《针灸甲乙经》中所谓之不得眠即今之谓不寐，亦系现代精神病学中的失眠症。《针灸甲乙经》在卷十二"目不得眠不得视及多卧卧不安不得偃卧肉苛诸息有音及喘第三"中提出了不得眠之病名，并用大量篇幅论述了睡眠的生理及病变过程。为后世对不寐症的辨证论治奠定了基础，对现代精神医学临床亦有较重要的现实意义。

《针灸甲乙经·卷十二·目不得眠不得视及多卧卧不安不得偃卧肉苛诸息有音及喘第三》："黄帝问曰：夫邪气之客于人也，或令人目不得眠者，何也？伯高对曰：五谷入于胃也，其糟粕津液宗气，分为三隧……卫气者，出其悍气之慓疾，而先行于四末、分肉、皮肤之间，而不休息也，昼行于阳，夜行于阴，其入于阴也，常从足少阴之分间，行于五脏六腑。今邪气客于五脏，则卫气独卫其外，行于阳，不得入于阴。行于阳则阳气盛，阳气盛则阳蹻满；不得入于阴，阴气虚，故目不得眠。"即以邪客于五脏，使卫气独行于外，阴阳蹻脉不得相交，阳盛阴虚来解释不得眠的病机，

（5）阴阳交

《针灸甲乙经·卷七·六经受病发病寒热病第一》所谓阴阳交，实乃今之所谓器质性疾病所致精神障碍，是颅内感染或躯体疾病后期出现的谵妄状态。由此可见古人早就发现了器质性疾病可以引起精神症状。《针灸甲乙经》中对其病因、症状、诊断及预后等都做了详尽的描述。如下所述：

《针灸甲乙经`·卷七·六经受病发病寒热病第一》曰："问曰：温病汗出辄复热，而脉躁疾者不为汗衰，狂言不能食，病名曰何？对曰：名曰阴阳交，交者死。人所以汗出者，皆生于谷，谷生于精。今邪气交争于骨肉，而得汗者，是邪退精胜，精胜则当能食，而不复热。复热者，邪气也，汗者，精气也，今汗出而辄复热者，是邪胜也，不能食者，精无裨也，而热留，寿可立而倾也。夫汗出而脉躁盛者死，今脉不与汗相应，此不胜其病，其死明矣。狂言者，是失志，失志者死"。

综上所述，《针灸甲乙经》关于癫狂的描述较多，但综合分析并不外乎以上五大类病。通过对这五类病名的浅释，可以帮助我们整理研究古代医学对精神疾病的认识及辨证施治规律，从而来处理临床疑难问题。研究发现，《针灸甲乙经》对现代精神医学的研究有着较高的学术指导价值。

4. 治疗神志疾病的治则与穴位

《针灸甲乙经》提出了神志疾病的针刺治疗总则，即"补其不足，泻其有余，调其虚实，以通其道，而去其邪"。且指出治疗时要注意观察病人的精神状态，若"精神魂魄"已伤，不可针灸，过度的情绪波动时亦不可针刺。《针灸甲乙经》中治疗精神异常的穴位经初步统计，腧穴主治内容中包括"癫"或"狂"的，头部涉及 11 个穴。其中，头前部 3 穴，头后部 5 穴，玉枕三角 3 穴。头前部 3 穴中，上星主治癫疾；囟会主治癫疾呕沫，暂起僵仆，恶见风寒，面赤肿；五处主治痉，脊强反折，瘛疭，癫疾，头

重。3 穴均位于头前部中线附近，入发际 1～2 寸。从其发病特征看，头前部 3 穴治疗的癫疾多相当于今天的"癫痫"病。头后部 5 穴中，络却主治癫疾僵仆，目妄见，恍惚不乐，狂走瘈疭；后顶主治癫疾瘈疭，狂走，颈项痛；强间主治癫疾狂走，瘈疭摇头，颈强；脑户主治癫疾，骨酸，眩，狂，瘈疭，口噤，羊鸣；风府主治狂易，多言不休，及狂走欲自杀，及目妄见。5 穴多位于头后部正中线上。头后部腧穴所主之癫疾多属狂证，其中络却和脑户也可用于癫痫病的治疗。玉枕三角 3 穴中，玉枕主治癫疾不呕沫；脑空主治癫疾大瘦；天柱主治眩，头痛重，目如脱，项似拔，狂见鬼，目上反，项直不可以顾，暴挛，足不任身，痛欲折。此 3 穴位于头后底部两侧。主治之癫疾与头前部相似，多属癫痫病。

《针灸甲乙经》除了头部治疗神志疾病的腧穴外，共有 22 穴可主治焦虑症状；共有 19 穴用于治疗抑郁症状；共有 44 穴主治的内容下出现有"狂"等字眼的兴奋症状；共有 47 穴主治内容下记载有"癫疾"。而且往往是"癫疾"与"狂"在同一段文字中并见，这提示当时二者是属于一类比较相近的病证。对其具体内容归纳总结如下。

治疗焦虑症状（烦心、烦满、心澹澹、心惕惕、惊恐等）的穴位，有大陵、内关、阳溪、间使、曲泽、隐白、丰隆、大杼、劳宫、至阴、光明、绝骨、临泣、三间、支正、涌泉、鱼际、照海、少泽、风池、丝竹空、解溪。

治疗抑郁症状（善悲、太息、不乐、嗜卧不欲动等）的穴位，有三里、天井、膈俞、丘墟、行间、照海、大陵、内关、间使、商丘、大横、中封、厉兑、隐白、巨虚、上廉、日月、解溪、公孙。

治疗兴奋症状（妄言、妄行、妄闻、狂走、狂歌、狂见鬼、骂詈、喜笑等狂躁表现）的穴位，有丰隆、大陵、身柱、巨阙、三里、列缺、肝俞、劳宫、解溪、身柱、筋缩、长强、肺俞、膈俞、肝俞、听宫、丝竹空、合谷、腕骨、支正、少海、昆仑、大陵、间使、阳溪、温溜、曲池、液门、侠溪、丘墟、光明、中渚、前谷、后溪、通谷、商丘、阴谷、巨虚、上廉、申脉、阳交、京骨、束骨、飞扬。

治疗癫痫（瘛疭、癫疾）的穴位，有兑端、承浆、尺泽、阳溪、外丘、通谷、金门、承筋、合阳、谚语、天牖、身柱、筋缩、长强、肺俞、膈俞、肝俞、水沟、龈交、听宫、大迎、太乙、滑肉门、偏历、温溜、曲池、支沟、天井、前谷、后溪、阳谷、筑宾、通谷、商丘、行间、然谷、温溜、阴谷、解溪、申脉、京骨、阳交、束骨、昆仑、飞扬、委中。

通过上述统计，可以看出治疗焦虑症状，取穴主要以手厥阴、手足阳明经、足太阴经之穴为主；治疗抑郁症状，取穴以手厥阴、足太阴、足少阳经之穴为主；治疗兴奋症状，取穴以手足阳明、手足太阳、手足太阴经之穴为主；治疗癫痫的取穴，以手足太阳、手阳明、手太阴、足少阴经及督脉的穴位为主。

由此可见，《针灸甲乙经》对研究神志疾病的治疗有着重要的学术价值。神志疾病作为病因不明的一类慢性疾病，治疗尚缺乏系统有效的根治药物。而中医学经过几千年的发展，对神志疾病的病因病机及治疗都有较完整系统的论述，对现代精神医学的研究发展将有重要的现实意义。

（三）头痛

运用计算机对《针灸甲乙经》进行检索统计，结果显示《针灸甲乙经》治疗头痛共涉及 60 个腧穴总计 66 穴次，其中未明确指出腧穴名称的治疗条文中共涉及 11 条经脉总计 23 经次；既未说明所选腧穴，又未标出涉及经脉的治疗条文中共涉及 3 个部位。

通过分析 60 个腧穴所属经脉后发现，膀胱经穴 13 个，胆经穴 12 个，督脉穴 8 个，任脉、三焦经、胃经穴各 5 个，小肠经穴 4 个，大肠经穴 3 个，心包经穴 2 个，肺经、脾经、肾经穴各 1 个，未采用肝经和心经腧穴。通过分析 60 个腧穴所属部位后发现，头面部穴 26 个，肩颈部穴 2 个，背腰部穴 6 个，胸腹部穴 4 个，四肢部穴 22 个。可见，《针灸甲乙经》针灸治疗本病有如下特点。

1. 循经取穴特点

（1）多取与头面相关的经穴

由统计数值可知，本症多取膀胱经、胆经、督脉、任脉、三焦经、胃经、小肠经等经脉腧穴。因其循行线路均达头面部，根据循经取穴的原则，故当选用之。而取用最多的是膀胱经、胆经，高达 31 穴次。因为此二经在头部的穴位多，所以头痛时，局部取穴理所当然应以此二经腧穴为主。

（2）选用阳经腧穴作为主治重点

本病因感受外邪引起者，多以风为主而夹寒、热、湿邪。"风为阳邪，易袭阳位"；"伤于风者，上先受之""巅顶之上，唯风独到"。又因风为"百病之长"、六淫之首，因此本病多选用阳经腧穴，作为主治重点。阳经上抵头面，多有调神利窍止痛之功，故从总体上看，治本症以阳经穴为主，阳经共 56 穴次，阴经才 10 穴次，两者之比为 5.6∶1，这是可以理解的。

2. 分部取穴特点

（1）以头面局部穴为主

根据统计可知，治疗本症头面部穴共 32 穴次，占全身总穴次的 48.5%，其主治条文中出现两次的是玉枕、脑空、额厌、悬厘、窍阴、天柱等。例如，《针灸甲乙经·卷七·六经受病发伤寒热病第一中》："热病头痛身重，悬颅主之"；"头项痛重，暂起僵仆，鼻窒衄衊，喘息不得通，通天主之"。

（2）选四肢肘膝关节以下穴

据统计，四肢部的 22 个腧穴当中，肘膝关节以下的腧穴为 20 个，其中特定穴为 19 个，占 95%，上肢特定穴 10 个，下肢特定穴 9 个，说明在治疗头痛方面，上、下肢特定穴之间没有显著差异。如此选穴，一方面能够说明《针灸甲乙经》的配穴思路为局部选穴和循经远取相结合；另一方面，又突出了特定穴的治疗作用。其理论至今还指导着针灸临床。

综上所述，治疗本症以选取人体的阳经穴、四肢部穴，特别是四肢部的特定穴为主。

3. 针灸法特点

（1）针刺

《针灸甲乙经》治疗本症常采用泻法，以泻逐内外之风。如"头痛项急，不得顾侧，目眩，鼻不得喘息，舌急难言，刺风府"（卷十《阳受病发风第二下》）。本条文虽没有明确地指出针用泻法，但从所述症状来看，是由于风邪上扰阳位所致，故应采用泻法以驱邪外出则头痛自愈；又如"厥头痛，员员而痛，泻头上五行，行五，先取手少阴，后取足少阴"（卷九《大寒内薄骨髓阳逆发头痛第一》）。本文不但明确地指出针刺治疗本症须用泻法，以散阳热，而且提出"先取手少阴，后取足少阴"以祛邪扶正，从而对头痛起到标本同治的作用。

（2）放血疗法

作为一种头痛的治疗方法，放血疗法在其治疗头痛中占有很大篇幅，且方法各异。

①刺腧穴放血法

如"癫疾始生，先不乐，头重痛，直视举目赤，其作极已而烦心。候之于颜，取手太阳、阳明、太阴血变而止"（《针灸甲乙经·卷十一·阳厥大惊发狂痫第二》）。本段论述了癫病开始发作时，应选手太阳和手太阴经的腧穴放血，以达到治病的目的；又如"肺热病者，先凄凄然厥，起皮毛，恶风寒，舌上黄，身热。热争则喘咳，痛走胸膺背，不得太息，头痛不甚，汗出而寒。丙丁甚，庚辛大汗，气逆则丙丁死。刺手太阴、阳明，出血如大豆，立已"（《针灸甲乙经·卷七·六经受病发伤寒热病第一上》）。本段论述了肺脏发生热病的症状及治法，即治疗时应刺手太阴、阳明二经，刺出的血如豆大，病就可立愈。

②刺动脉放血法

如"厥头痛，脉痛，心悲喜泣，视头动脉反盛者，乃刺之，尽去血，后调足厥阴"(《针灸甲乙经·卷九·大寒内薄骨髓阳逆发头痛第一》)。本段论述了厥头痛的治疗方法，即当察其头部，如有跳动而充盛的脉络，刺之尽出其血，然后调补足厥阴经。

③刺络放血法

如"腰痛夹脊而痛，至头□然，目䀮䀮欲僵仆，刺足太阳郄中出血"(《针灸甲乙经·卷九·肾小肠受病发腹胀腰痛引背少腹控睾第八》)。本段论述了病在足太阳经所致的腰背及头痛治疗时应采取的方法，即针刺委中穴旁边的络脉出血。

综上所述，《针灸甲乙经》治疗头痛通常采用局部取穴与远道取穴相结合的方法，局部取穴主要选用患侧头面部以膀胱经、胆经、督脉为主的腧穴；远道取穴则选用相关经络四肢肘膝以下的腧穴，特别是特定穴，如胃经的丰隆、解溪、足三里，大肠经的合谷、阳溪，膀胱经的昆仑、京骨、束骨等。治疗过程中为了取得更好的疗效，多采用泻法和放血疗法，且放血疗法方法各异，值得现代针灸临床继续继承和发展。除此，临床上还应根据病变的具体情况辨证选穴或加用其他治疗方法。

（四）失眠

1. 循经取穴

（1）多取膀胱经穴

因为失眠症多与心、脾、肝、胆、肾等脏腑相关，而脏腑之气输注于膀胱经背俞穴，刺激背俞穴，可以调整相应脏腑的功能，从而起到安眠作用。"头者，精明之府"，而膀胱经"从巅入络脑"，故取膀胱经穴可益脑安神。其常用穴为胆俞、肺俞、心俞、肝俞、攒竹等。

（2）多取脾胃经穴

因为思虑劳倦，内伤心脾，胃中不和，痰热内阻，均可导致失眠，所以，治疗失眠亦常取脾胃经穴。常用穴为公孙、隐白、三阴交、阴陵泉；大巨、解溪、厉兑等。《针灸甲乙经》载，三阴交治"惊不得眠，善龄"，即为一例。

（3）常取任督二脉穴

因为气血不足亦是本证病因之一，其中还包括肾阴不足引起的心火不降之证。而任脉为生气之原、聚气之会、阴脉之海、妊养之本，其拥有"脐下肾间动气"，是"人之生命，十二经之根本"，故取任脉穴以补养气血，益肾安神。常用穴为气海、阴交、关元等。此外，失眠亦与心、肾、脑关系密切，心主神明，脑为元神之府，肾主髓，三者相互依存，故有"脑为髓之海""髓又通于脑""心又藏神"。因此，失眠症无不与督脉功能失调密切相关，故《针灸甲乙经》载"针百会"，以达调气宁心、安神镇静的作用。

（4）取阴跷阳跷脉穴

经络学说认为，失眠与奇经八脉中的阴、阳跷脉功能失调密切相关。其中《针灸甲乙经·卷十二·目不得眠不得视及多卧卧不安不得偃卧肉苛诸息有音及喘第三》记载："今邪气客于五脏，则卫气独卫其外，行于阳，不得入于阴。行于阳则阳气盛，阳气盛则阳满；不得入于阴，阴气虚，故目不得眠。治之，补其不足，泻其有余，调其虚实，以通其道，而去其邪。"故根据上述立论，临床上多用毫针补阴跷脉要穴照海，泻阳跷脉要穴申脉，再取心经原穴神门为用，辨证辅以配穴佐治，共同达到通调经脉气血，调整阴阳平衡的作用。

2. 分部取穴

（1）多取头部穴

近年来临床对于失眠，根据局部取穴原则多取头部穴，而头部穴又多取督脉，这与循经取穴亦有一致。取穴上，临床上亦常用督脉的腧穴之一——百会，针刺百会穴，有调气宁心、安神镇静之功效。另外，针刺头部哑门穴治疗失眠镇静作用好，见效快，由于哑门穴所处的特殊解剖位置，必须十分注意所产生的不良后果。如《针灸甲乙经》称哑门"别名舌厌，阳维之会""针四分",是主治舌病、脑病等病症常用要穴。近年来临床亦常有报道用此穴治疗失眠,收到较好效果,尤其对心、肾阳虚所致失眠患者,疗效更佳。

（2）多取四肢末端穴

四肢末端（即腕踝以下手足部）穴次较为集中。从整体观而言,手足与头部通过经络相连,上病下取,故手足部穴可以治疗头脑的病证,包括失眠。如《针灸甲乙经》载,厉兑、隐白均治"足胫寒,不得卧",公孙主治"不嗜卧",太白穴主治"热病满闷不得卧"。

（3）多取上背部及小腹部穴

因为本证多与心、脾、肝、胆等脏腑相关,故分布于上背部的与以上脏腑相关的背俞穴用得最多。对于气血不足,肾脏亏损的失眠者,当取任脉等在小腹部的穴位,故小腹部穴位亦多有用。

3. 针法灸法特点

（1）辨证施刺

根据辨证的不同,采用不同的针刺方法。如虚寒证,用补法;虚实夹杂者,则用补泻结合的方法;心胃有火,当用泻法;阴虚火旺,则重在滋肾养心,使心肾相交,坎离既济,阴阳交泰。《针灸甲乙经》云"咳逆心闷,不得卧,太溪主之",太溪为足少阴肾经的原穴,"五脏六腑之有疾,皆取其原",取之有滋阴补肾,宁心安神之功。亦云"惊不得眠……取三阴交",三阴交乃足三阴交汇之处,取之有健脾利湿,兼调肝肾之功。

（2）艾灸温补

《针灸甲乙经》亦有记载用艾灸温补之法治疗虚寒型的失眠证,如循经取穴时,亦提出取肺俞、心俞、肝俞、胆俞、阴交、气海、关元等,用艾灸温补之法,以温通经络,宁心安神。临床上也可根据辨证情况,先用上述穴位,对于肝郁化火者,还可加期门、章门;胃中痰热者,可加厉兑、解溪;肾阴虚损者,可加涌泉、照海、肾俞;心脾气虚者,可加内关等。

（五）咳嗽

运用计算机对《针灸甲乙经》进行检索统计，结果显示《针灸甲乙经》治疗本病共涉及 44 个腧穴，总计 50 穴次；通过分析 44 个腧穴所属经脉后发现：肺经 9 穴；膀胱经 7 穴；肾经 6 穴；任脉 4 穴；小肠经、脾经、胃经各 3 穴；大肠经、心包经、肝经各 2 穴；胆经、心经、三焦经各 1 穴；未采用督脉腧穴。通过分析 44 个腧穴所属部位后发现：肩颈部 6 穴；背部 6 穴；胸部 15 穴；上肢部 12 穴；下肢部 5 穴。

1. 取穴特点

（1）围绕肺部取穴

经统计，围绕肺在体表的投影如背部、胸部、肩颈部的腧穴总共 27 穴，占总穴数的 61.4%，其所属经脉分布情况如下：肺经 2 穴；膀胱经 6 穴；胃经、任脉、肾经各 4 穴；小肠经、脾经各 2 穴；大肠经、肝经、胆经各 1 穴；可见局部选穴作为针灸最基本的选穴依据在《针灸甲乙经》中已灵活应用，且选穴思路已经非常成熟。

（2）循经取穴以肺经为重点

中医学认为，咳嗽是肺脏疾病的主要特征，且肺经的主治病证也以咳嗽为主。因此《针灸甲乙经》在循经取穴的过程中充分展现了这一点。从统计可知，在循经选穴所涉及到的腧穴中，唯一收录其所有腧穴的一条经脉便是肺经，这在《针灸甲乙经》中是不多见的。可见，在咳嗽的治疗过程中，《针灸甲乙经》始终遵循以肺经腧穴作为选穴重点的原则。

（3）取穴遵循辨证施治

《素问·咳论》认为，"五脏六腑皆令人咳，非独肺也"。《针灸甲乙经》在治疗咳嗽的选穴过程中也充分遵循了这一点，从统计可知，除督脉外，其在治疗咳嗽时，其余十三条经脉的腧穴均有涉及；且又以肺经、膀胱经、肾经、小肠经、脾经、胃经腧穴作为主治的重点。因为中医学认为，咳嗽的治疗，除直接治肺外，还应从整体出发注意治脾、治肝、治肾等。可见，

《针灸甲乙经》治疗咳嗽，除遵循针灸理论外，还遵循中医辨证施治理论。

（4）循经取穴以特定穴为主

通过统计，在循经选穴所涉及到的 17 个腧穴中，有 14 个腧穴为特定穴，占循经取穴的绝对多数，且特定穴中有 13 个腧穴为五输穴。说明《针灸甲乙经》已经充分认识到特定穴的主治作用，并可以自觉地把它应用到临床当中。综上所述，《针灸甲乙经》在咳嗽的治疗过程中，以肺经腧穴作为选穴重点，依据局部选穴和循经远取的理论，结合中医学理论，相应的配伍其他经脉的腧穴，其理论严谨，配伍精当，至今仍指导着针灸临床。

2. 针灸法特点

（1）主张针灸并用

在《针灸甲乙经》中，除以"咳逆不止，三焦有水气，不能食，维道主之"的形式出现的条文外，其余涉及针刺和灸法的条文一样多。可见，《针灸甲乙经》治疗本病主张针灸并用。如"寒热，颈疬适，咳，呼吸难，灸五里，左取右，右取左。"又如"振寒瘛疭，手不伸，咳嗽唾浊……尺泽主之。左窒刺右，右窒刺左"等就是很好的例子。

（2）提出左病治右、右病治左的治疗方法

《针灸甲乙经》在治疗本病的过程中，提出了左病取右、右病取左的治疗方法，这与针灸学巨刺和缪刺的原理一致，但却与当今临床不相符合，具体原因尚待进一步论证。

（3）为"冬病夏治"提供了理论依据

《针灸甲乙经》在治疗咳嗽时，选用了膀胱经的心俞、膈俞、肝俞、肺俞、魄户、噫嘻等腧穴，由于背俞穴是阴病行阳的场所，现代临床依据《内经》"春夏养阳，秋冬养阴"的原理，创立了冬病夏治的新疗法，其主要选穴，就是以《针灸甲乙经》为依据的。

综上所述，《针灸甲乙经》治疗咳嗽主张针灸并用，左病治右，右病治左；通常采用局部取穴与远道取穴相结合的方法，局部取穴主要选用肺部周围以膀胱经、肺经、任脉、肾经为主的腧穴；远道取穴则主要选用相关经络四肢肘膝关节以下的腧穴，特别是特定穴。常采用的穴位主要有尺泽、太渊、肺俞、缺盆等。其理论至今指导着针灸临床，且又为当今临床"冬病夏治"提供了很好的理论依据。

（六）癫病

有关癫病的治疗主要集中于《针灸甲乙经卷·十一·阳厥大惊发狂第二》。运用计算机对《针灸甲乙经》进行检索统计（对小儿癫病未作检索），结果显示《针灸甲乙经》治疗本病共涉及 66 个腧穴总计 73 穴次，其中，未明确指出腧穴名称，以"癫疾始生，先不乐，头重痛，直视举目赤，其作极已而烦心，候之于颜，取手太阳、阳明、太阴，血变而止"等形式出现的治疗条文共涉及 6 条经脉总计 11 经次。

通过分析 66 个腧穴所属经脉后发现：膀胱经 21 穴；督脉 14 穴；胆经 8 穴；大肠经 5 穴；肾经、小肠经、胃经各 4 穴；三焦经 2 穴；肺经、脾经、肝经、任脉各 1 穴；未采用心经、心包经腧穴。通过分析 66 个腧穴所属部位后发现：头面部 24 个、背腰部 8 个、胸腹部 4 个、四肢部 30 个。由此可见，《针灸甲乙经》针灸治疗本病有如下特点：

1. 循经取穴

（1）多取与头部相关的经穴

由以上统计数值可知，本症多取膀胱经、胆经、督脉、大肠经、胃经、小肠经、肾经等经脉腧穴，因为它们的循行线路均达头面部，根据循经取穴的原则，故当选用之。而取用最多的是膀胱经、胆经、督脉，高达 43 穴次，占总穴数的 65.2%。因为此三经在头部的穴位多，且三经皆上循于头面，根据"经脉所过，主治所及"的思想，治疗头部发生的疾病，应首选循行经过头部的经脉的腧穴。所以患癫病时，取穴理所当然应以此三经腧穴为主。

（2）选用阳经腧穴

作为主治重点，中医学认为头为精明之府。头为诸阳之会，手足六阳经皆上循于头面。因此，治疗本病应以手足六阳经腧穴和肾经腧穴为主，经统计：《针灸甲乙经》治疗本病时，阳经共 58 穴次，阴经 8 穴次，阴阳经穴位数之比为 8∶58，且在所用腧穴中，阴经中只有肾经占 4 穴，可见，其他阴经的腧穴在此都几乎没有临床意义。

2. 分部取穴

（1）以头面局部穴为主

根据统计资料可知，治疗本症头面部穴共 24 穴次，占总穴次的 36.3%，这些穴位均分布在头正中线及其两侧和颞部，刺激可促进局部血液循环，调节大脑皮质功能，调节神经系统功能状态，从而达到消除症状、标本兼治的目的。如"癫疾呕沫，暂起僵仆，恶见风寒，面赤肿，囟会主之""癫疾僵仆，狂疟，完骨及风池主之"等就是极好的例子。

（2）选四肢肘膝关节以下穴

据统计，四肢部的 30 个腧穴当中，全为肘膝关节以下的特定穴。其中，上肢特定穴 11 个，下肢特定穴 19 个，说明在治疗癫病方面，以下肢特定穴居多，上下肢特定穴之间有显著差异。这在《针灸甲乙经》中是非常罕见的。如此选穴，一方面能够说明《针灸甲乙经》的配穴思路为局部选穴和循经远取相结合；另一方面，又突出了特定穴的治疗作用。其理论至今指导着针灸临床。

综上所述，治疗癫病以选取人体的阳经穴、四肢部穴，特别是四肢部的特定穴为主。

3. 针灸法特点

（1）针灸并用

《针灸甲乙经》在治疗本病时，主张针灸并用，主要体现在：其原文记载处方用穴时，用针或用灸的条目数几乎是相同的，如"筋癫疾者，身卷挛急，脉大，刺项大经之大杼。"又如"治癫疾者，常与之居，察其所当取之处，病至，视之有过者，即泻之，置其血于瓠壶之中，至其发时，血独动矣，不动，灸穷骨二十壮，穷骨者，尾骶也。"甚至有些条文更是针灸并用，如："脉癫疾者，暴仆，四肢之脉皆胀而纵，脉满，尽刺之出血，不满，灸之侠项大阳，右灸带脉于腰相去三寸，诸分肉本俞，呕多呕沫，气下泄，不治。"而这种体例的记录方式在《针灸甲乙经》中也是不多见的。从条文所载的症状来看，皆为重病之侯，可见，《针灸甲乙经》在治疗癫病时，主张针灸并用，特别是在遇到癫病重症时主张针灸并用。

（2）重用灸法

《针灸甲乙经》很多条文在讲到采用灸法时，一般会以"寒热，颈痛适，咳，呼吸难，灸五里，左取右，右取左"的形式组织语言，唯有在治疗癫病时，换了表达方式，如"治癫疾者，常与之居，察其所当取之处，病至，视之有过者，即泻之，置其血于瓠壶之中，至其发时，血独动矣，不动，灸穷骨二十壮，穷骨者，尾骶也。"在这种表达形式中，明确强调了艾灸的壮数。可见，《针灸甲乙经》是在重点强调艾灸的壮数，且此壮数远远大于《针灸甲乙经》平时记载的壮数。这就表明，《针灸甲乙经》治疗本病倡导重用灸法。

（3）采用放血疗法

《针灸甲乙经》治疗本病多次采用放血疗法，且放血部位灵活多样。但归纳起来不外乎两种情况，刺经脉所在的腧穴放血和刺血管放血。

①刺经脉所在的腧穴放血：如"癫疾始生，先不乐，头重痛，直视举目赤，其作极已而烦心，候之于颜，取手太阳、阳明、太阴，血变而止。"又如"癫疾始发而反强，因而脊痛，候之足太阳、阳明、太阴、手太阳，血变而已"以及"癫疾始作，而引口啼呼喘悸者，候之手阳明、太阳，左强者攻其右，右强者攻其左，血变而止"等条文，就从不同的角度，分别论述了不同的症状应选不同的经脉所在的腧穴放血治疗。

②刺血管放血：如条文"脉癫疾者，暴仆，四肢之脉皆胀而纵，脉满，尽刺之出血，不满，灸之侠项太阳，又灸带脉于腰相去三寸，诸分肉本俞，呕多涎沫，气下泄，不治。"论述了刺血管放血的症状和相应的治疗方法。

通过运用现代检索方法，对《针灸甲乙经》论述癫病的条目进行检索、统计和分析，结果发现《针灸甲乙经》治疗癫病通常主要采用膀胱经、胆经、督脉腧穴相结合的方法，特别是注重特定穴的选取和使用，出现频次较多的腧穴依次有：大杼、风池、长强、后顶、京骨等。《针灸甲乙经》所处的时代对癫病在采用针灸治疗时，就能意识到选取与脑相关的经穴，这是非常有远见的。且其在治疗过程中为了取得更好的疗效，常采用针灸并用和放血疗法，对某些病还主张重用灸法。

《针灸甲乙经》关于癫病的条文，详细地论述了癫病的病因病机和治法以及选穴依据，其理论至今指导着临床。值得指出的是：在癫病的治疗中，《针灸甲乙经》在选用四肢腧穴时，全部选用的是特定穴，且治疗过程中除应用放血疗法外，有些重症还倡导针灸并用或重用灸法，这些治疗方法与其他疾病的治疗方法比较更趋成熟。笔者认为，可能与以下原因有关：①《针灸甲乙经》所处的时代癫病比较多，为医家提供了很多实践的机会，使癫病在治疗过程中日趋完善；②皇甫谧本人对癫病认识比较深刻，使其有可能在记载癫病时更加系统完整。

（七）癃闭

《针灸甲乙经》卷九中，自第九到第十二，论述了小便不利、癃闭的针灸治疗。对文献及其统计结果进行分析，可知其针灸治疗本病的特点如下。

1. 循经取穴

（1）多取任脉穴

任脉循行于前正中线，与膀胱、尿道紧密相连，故可治疗本病，常用的是脐中及脐下诸穴，如关元、神阙、石门、曲骨等。

（2）选取膀胱经穴

膀胱经在腘窝中的委中、委阳两穴的次数较高，因为委中是膀胱经的合穴，委阳是三焦经的下合穴，"合治内腑"，故可调节膀胱和三焦之功能。

（3）多取肾、肝、脾三经穴

因为该三经均经过小腹部，与肾、膀胱关系密切，故常用来治疗本病，常用穴为阴谷、照海、涌泉、太溪、大钟、大敦、行间、期门、太冲、阴陵泉、三阴交等。

2. 分部取穴

（1）多取小腹部穴

这是局部取穴法，常用者即为小腹任脉穴和其他相关穴，例如，《针灸甲乙经·卷九·三焦膀胱受病发少腹不得小便第九》指出："小便难，水胀满，出少，胞转不得溺，曲骨主之。""胞转不得溺，少腹满，关元主之。"《针灸甲乙经·卷九·三焦约内闭发不得大小便第十》："三焦约，大小便不通，水道主之。"《针灸甲乙经·卷九·足厥阴脉动喜怒不时痹癫疝遗溺癃第十一。》称，大敦主治"小便难而痛""气癃，小便黄，气满，虚则遗溺，石门主之"。

（2）多取下肢阴面腧穴

因本证多取肾、肝、脾三经，而它们为足三阴经，故下肢阴面穴次较高，其中多数穴次集中在膝、踝附近以及下肢末端附近。膀胱、尿道在躯干下端，与四肢末端穴又相对应，故本证亦取下肢末端附近穴来治疗，如《针灸甲乙经·卷九·三焦膀胱受病发少腹不得小便第九》："少腹中满，小便不利，涌泉主之""溺难，痛，白浊，卒疝，少腹肿……行间主之。"

（八）胁痛

《针灸甲乙经》中关于胁痛的论述比较分散，大多数作为一种兼症而出现。其治疗方面的条文，主要记载于卷七《六经受病发伤寒热病第一上》《六经受病发伤寒热病第一中》、《六经受病发伤寒热病第一下》，卷八《五脏传病发寒热第一上》《五脏传病发寒热第一下》，卷九《肝受病及卫气留积发胸胁满痛第四》。在卷九《寒气客于五脏六腑发卒心痛胸痹心疝三虫第二》、卷十《阴受病发痹第一下》中，亦有散在记载。

1. 胁痛的病因病机

（1）经络病变

根据胁部的经络循行，本经发生变动，则出现相关经络循行部位的病变，即胁部疼痛。《针灸甲乙经·卷二·十二经脉络脉支别第一上》："胆足少阳之脉……是动则病口苦，善太息，心胁痛……胁肋髀膝外至胻绝骨外踝前及诸节皆痛""心手少阴之脉……是主心所生病者，目黄，胁满痛。"卷六《五味所宜五脏生病大论第九》："肝病者，两胁下痛引少腹。"

（2）经筋病变

《针灸甲乙经·卷二·经筋第六》中，可见手太阴之筋、足太阴之筋、足少阳之筋均循行于胁部，其病变均可引起胁痛。

（3）局部机械压迫及脏器位置异常

《针灸甲乙经·卷一·五脏大小六腑应候第五》："肺下则逼贲迫肝，善胁下痛""肝小则安，无胁下之病；肝大则逼胃迫咽，迫咽则善膈中，且胁下痛""肝偏倾则胁下偏痛。"可见，肺的位置异常可压迫肝而致胁痛，肝的形态大小及位置异常均可导致膈塞不通、肝气不舒，从而胁部疼痛不适。

（4）外感寒热之邪

《针灸甲乙经·卷八·五脏传病发寒热第一上》："今风寒客于人，使人毫毛毕直，皮肤闭而为热……弗治，肺即传而行之肝，病名曰肝痹，一名曰厥，胁痛出食，当是之时，可按可刺。"外感风寒，未及时施治，即可导致病邪入内而引起胁痛。卷七《六经受病发伤寒热病第一上》："肝热病者，小便先黄，腹痛多卧，身热。热争则……胁满痛，手足躁，不得安卧。"邪热侵及经络，即可发生经络循行之处的病变，其脉属肝络胆，故而胁痛。

（5）不间脏传变

《针灸甲乙经·卷六·五脏传病大论第十》："病先发于肾，少腹腰脊痛，胻酸……三日而上至心，心胀；三日之小肠，两胁支痛。"凡大邪之气，传入内脏之后，会从一个脏器影响到其他脏器，并且根据五行配五脏的生克规律而有不同的情况，凡病邪传至己所不胜之脏的，即是不间脏传。如上面的肾病及心与小肠。

2. 胁痛的针灸治疗原则

《针灸甲乙经·卷七·阴衰发热厥阳衰发寒厥第三》："少阳之厥，则暴聋，颊肿而热，胁痛。"其治疗"盛则泻之，虚则补之，不盛不虚，以经取之。"体现了中医辨证论治的治疗原则。

3. 胁痛的针灸取穴规律

《针灸甲乙经》中治疗胁痛共选用了26穴、28穴次，涉及10条经脉，其中胆经5穴、6穴次，肝经3穴，膀胱经6穴、7穴次，任脉4穴。手少阳的支沟、颅息，余下的分别是手厥阴的劳宫，手太阳的少泽，手太阴的尺泽，足太阴的大包，足阳明的不容和足少阴的幽门。其取穴有如下规律。

（1）以肝胆经腧穴为主

足少阳胆经选用的穴位有足窍阴（2穴次）、足临泣、丘墟、阳陵泉、环跳共5穴、6穴次；足厥阴肝经的太冲、行间、章门。体现了"经脉所过，主治所及"的取穴规律。因为肝位居于胁下，其经脉循行两胁，胆附于肝，与肝呈表里关系，其脉亦循于两胁，故胁痛主要责之于肝胆，在治疗上亦选取肝胆经腧穴为主。

（2）以主症为主

在《针灸甲乙经》中，胁痛大多数作为一种兼证，故在治疗选穴上以主症为主。如在卷九《肝受病及卫气留积发胸胁满痛第四》中，用了任脉的华盖、紫宫、玉堂3个穴位。其主症分别为"胸胁楷满，痛引胸中""胸胁楷满……气上烦心"和"胸中满，不得息……烦心"，胁痛均属兼证。因任脉穴在胸部皆与肺脏相通，取之可以通滞降逆，宽胸理气，可以治疗胸中气逆所致的胸中满痛。任脉的另一腧穴中极，其主症是"奔豚，上抢心，甚则不得息……善寒中腹胀，引胁而痛，小腹与脊相控暴痛"（卷八《经络受病入肠胃五脏积发伏梁息贲肥气痞气奔豚第二》）。卷九《邪在肺五脏六腑受病发咳逆上气第三》："咳逆上气，舌干胁痛，心烦肩寒，少气不足以息，腹胀喘，尺泽主之。"其主症是咳逆上气，故取肺经的合穴尺泽主治，"合主逆气而泻"，用以降逆止咳。

（3）以特定穴为主

在选用的 26 穴、28 穴次中，特定穴有 16 穴，占了 61.5%，胆经用了五输穴中的井穴、输穴、原穴和合穴，肝经的有荥穴行间、原穴太冲和背俞穴肝俞，其中肝俞选用 2 次。其余有井穴至阴、少泽，络穴大包，募穴中极、章门等。大量特定穴的运用，说明《针灸甲乙经》已充分认识到了特定穴的主治作用，并把它们运用到临床中，使取穴少而精，疗效显著。

（4）以痛为腧

《针灸甲乙经·卷五·缪刺第三》："邪客于足太阳之络，令人拘挛，背急引胁而痛，内引心而痛，刺之从项始，数脊椎，侠脊疾按之，应手而痛。刺入傍三痏，立已。"其针刺方法即是从项部开始数脊椎，沿脊椎两旁急速按压，患者若感到有压痛的地方，就是针刺的部位。刺入 3 针，病可立即痊愈。卷十《八虚受病发拘挛第三》："腋拘挛，暴脉急，引胁而痛，内引心肺，谵语主之。从项至脊，自脊已下至十二椎，应手刺之，立已。"其取穴方法也是按压足太阳经穴，有应手而痛之处，即给予针刺。

综上所述，胁痛是一种常见病、多发病。《针灸甲乙经》中对胁痛的病因病机、诊治原则及取穴规律等做了比较详细的论述。无论是其病因病机、治疗原则还是其中所选取的大部分腧穴，依然指导着现代针灸临床；但其中有些内容较难理解，有待进一步研究，以供临床应用。另外，临床上还应根据病变的具体情况辨证选穴或配合其他治疗方法。

（九）消瘅

1. 诊断特色

皇甫谧重视脉诊，这在消瘅的诊断上亦有所体现。消瘅形成之后，首先影响气血的运行表现在脉象上。本病的病机以阴虚为本，燥热为标，两者又往往互为因果，病初以燥热为主，继则阴虚燥热互见，病久则以阴虚为主。由于阴虚与燥热互见，人体津液耗竭，无血养脉，故而表现在脉象上主要以小脉、涩脉为主。《针灸甲乙经》对于消瘅脉象表现的论述，如卷四《病形脉诊第二》："黄帝问曰：脉之缓急小大滑涩之病形何如？岐伯对曰：心脉急甚为瘛疭……微小为消瘅，滑甚为善渴。"卷十一《五气溢发消渴黄瘅第六》："安卧小便黄赤，脉小而涩者，不嗜食。"

2. 治疗特色

（1）治则

①注重针药结合

对于消瘅的治疗，《针灸甲乙经》非常注重针药结合的治疗原则。针药结合历来是中医临床获效的主要方法，是根据病情的需要和临床实际，以病机为出发点，灵活性的使二者结合起来，二者相得益彰，相互为用，取长补短，相辅相成，这样消瘅的治疗和痊愈将非常迅速。由此可见《针灸甲乙经》对于消瘅的治疗十分重视针药结合的治病原则，不是只针不药或只药不针，值得我们在针灸临床上学习和发扬光大。《针灸甲乙经·卷十一·五气溢发消渴黄瘅第六》云："热中消中，不可服膏粱芳草石药，石药发疽，芳草发狂……阴气不足，热中消谷善饥，腹热身烦狂言，三里主之。"

②注重调补后天

脾胃在疾病的发生、发展以及预后过程中都非常的重要，因为脾胃是后天之本，气血生化之源。任何疾病的治疗，都应该在临床上做到顾护脾胃，调补后天，从后天入手治疗疾病的原则，更何况消瘅的发生有中消胃热一症。《针灸甲乙经》在治疗消瘅上不论是药物还是针刺，都顾护到后天脾胃。在药物上，《针灸甲乙经》认为如果服用辛香之品和锻炼金石之类的药物，与疾病本身阴虚燥热的性质一致，脉象表现会助热伤阴，损伤脾胃，影响疾病的治疗。在针刺上，《针灸甲乙经》认为对于中消病症还是应该针刺足三里以调补脾胃，顾护后天。只有后天脾胃功能正常，消瘅的预后才算良好。《针灸甲乙经》以上精辟的论述颇值得后人验证和借鉴。这对于现代针灸临床具有重要的指导意义。关于消瘅注重调补后天的治疗原则原文如下：

《针灸甲乙经·卷十一·五气溢发消渴黄瘅第六》："热中消中，不可服膏粱芳草石药，石药发疽，芳草发狂。夫热中消中者，皆富贵人也。今禁膏粱。是不合其心，禁芳草石药，是病不愈，愿闻其说？曰：夫芳草之气美，石药之气悍，二者其气急疾坚劲，故非缓心和人，不可以服此二者。夫热气悍，药气亦然，二者相遇，恐内伤脾，脾者土也而恶木，服此药也，至甲乙日当愈甚……阴气不足，热中消谷善饥，腹热身烦狂言，三里主之。"

③注重针灸结合

《针灸甲乙经》对于消瘅的治疗，非常注重针灸结合的治疗原则。"针所不为，灸之所宜"，《针灸甲乙经》正是利用针灸二者各自的长处使之相互结合，针对不同的病机，发挥最大的治疗作用，无疑对于消瘅的治疗起到了很好的治疗作用，因此自古至今临床应用非常的广泛。尽管在消瘅的治疗中，在穴位的刺灸方法中只有一个穴位提到了灸法，数量非常的少，这至少证明皇甫谧非常注重灸法的作用以及针灸结合的治疗原则。《针灸甲乙经·卷十一·五气溢发消渴黄瘅第六》："黄瘅，刺脊中。……嗜卧，四肢不欲动摇，身体黄，灸五里，左取右，右取左。"

（2）治疗消瘅的穴位归纳

①治疗消瘅的穴位处方特点

《针灸甲乙经》在消瘅的治疗中，单穴处方特点比较的鲜明。经统计，在消瘅的12个处方中全部是单穴处方，占100%，单穴处方的特点显而易见。《针灸甲乙经》的这种单穴处方精简的特点比较突出，也非常的精炼，充分体现了针灸治病简、便、验、廉的取穴组方特点。这是针灸治病的立足点和出发点，对于现代临床的指导价值非常巨大。如卷十一《五气溢发消渴黄瘅第六》："消瘅，善喘，气走喉咽而不能言，手足清，溺黄，大便难，嗌中肿痛，唾血，口中热，唾如胶，太溪主之。"

②主要穴位

经初步分析统计，《针灸甲乙经》治疗消瘅的穴位主要有：脊中、脾俞、意舍、承浆、劳宫、足五里、腕骨、太冲、中封、太溪、然谷、足三里共计12个穴位。

③治疗分析

《针灸甲乙经》在消瘅的治疗用穴中，出现黄瘅可用脊中、脾俞、劳宫、太冲、中封、然谷等穴位来治疗；黄瘅兼哈欠连连，身体困重不欲动用脾俞来治疗；黄瘅目黄用劳宫来治疗；黄瘅身黄用中封来治疗；消渴用意舍、承浆、腕骨、太冲、然谷来治疗；消谷善饥用足三里来治疗。黄瘅尿黄用太溪来治疗。《针灸甲乙经》治疗消瘅的以上取穴基本涵盖了消瘅的所有病因病机，兼顾了本病的所有临床症状，非常的全面，有些穴位至今仍是治疗糖尿病的有效用穴，比如腕骨是治疗脾虚黄瘅的首选穴等，至今对现代临床具有很强的指导意义，值得我们在临床上加以验证和灵活运用。

综观《针灸甲乙经》对于消瘅的治疗，其选穴处方仍以单穴为主，取穴以远近配穴和左右交叉配穴为主要原则。所选穴位四肢穴位较多见，身体躯干胸背部较少见；从经脉循行而言，多见于膀胱经、胃经、肾经、督脉、任脉和脾经；从腧穴特性来看，以背俞穴、下合穴、原穴等特定穴为主。刺灸方法主要以针刺为主，兼顾灸法，其共同作用均为清热润燥、养阴生津。从而使肺阴、胃阴、肾阴得补，燥热自除而消瘅自愈。

三、妇科疾病

《针灸甲乙经·卷十二·妇人杂病篇》论述了妇人杂病的症状和治法，

其主要内容有两方面：一是妇人重身九月而瘖的道理，怀妊的脉象，产后热病预后的诊察；二是妇人杂病的不同症状和腧穴主治。前者按内容先后分别见于《素问》第47篇、40篇、18篇、28篇，其论述精当，易于理解。后者系已佚《明堂孔穴针灸治要》内容，其论以穴统病，对于所述腧穴主治妇人病范围起到了概括作用。但在临床使用中，欲知《针灸甲乙经》中是如何取穴治疗的，恐非一目了然。根据《中医妇科学》（第五版）"各论"大致体例，按病（或症）取穴对《针灸甲乙经》有关内容加以整理阐述。其中原文参考黄龙祥校注《黄帝针灸甲乙经》（新校本），文义参考山东中医学院校释《针灸甲乙经校释》（以下简称《校释》），融入个人学习体会，对《针灸甲乙经》治疗妇科疾病的特色予以总结。

（一）月经病

1. 月经过多取穴

月经过多取天枢以治，言"女子胞中痛，月水不以时休止，天枢主之"。天枢处于带脉循行的部位，具有交通先后天之气的作用，与冲、任、督有直接联系。使上下通行的多条经脉，虚者得其充盈，实者使之疏利。故治疗多种妇科疾病可取良效。

2. 月经过少取穴

月经过少取气冲、中髎、行间、临泣以治。言"女子月水不利，或暴闭塞，腹胀满癃，淫泺身热，腹中绞痛，痛病阴肿，及乳难；子上抢心，若胞衣不出，众气尽乱，腹满不得反息，正偃卧，屈一膝，伸一膝，并气冲针上入三寸，气至泻之。""女子赤淫时白，气癃，月事少，中髎主之。""月事不利，见血而有身反败，阴寒，行间主之。""月水不利，见血而有身则败，及乳肿，临泣主之。"原文"月水不利"、"月事不利"，虽未明言月经过少，但含月经过少之义（《校释》亦如是解）。"气冲"又名"气街"，为冲脉之所出，人体四气街之一"胫气有街"之所止。《灵枢·逆顺肥瘦》："夫冲脉者……其下者，注少阴之大络，出于气街。"《灵枢·卫气》：

"气在胫者，止之气街。"已知冲脉为血海、十二经脉之海，故气冲能调理冲任以治妇科多种疾病。(足) 临泣为足少阳胆经输穴，并通过胆经过季胁与带脉相通，进而与任脉交通；行间为足厥阴肝经荥穴，理肝气以行血，二者不仅可治疗月经过少，又可用于堕胎小产；中髎明言治疗"月事少"。

3. 月经后期取穴

月经后期取水泉以治。言"月水不来，来而多闭（闷），心下痛，目䀮䀮不可远视，水泉主之。"参《备急千金要方》有"月水不来而多闷"，以后者为是，故本条治月经后期而不包括闭经。水泉为足少阴肾经郄穴，阴经之郄多治血证，妇女以血为本，月经后期不外血虚、血瘀，故以调治血证之穴能疗血证之病。

4. 痛经取穴

痛经取石关、中极、天枢、水道、气冲、曲泉、阴陵泉以治。有关"天枢"条文见月经过多。"气冲"有两处引文，其一见月经过少，余见："妇人子藏中有恶血，内逆满痛，石关主之。""女子禁中央，腹热痛，乳余疾，绝子内不足，子门不端，少腹苦寒，阴痒及痛，经闭不通，小便不利，中极主之。""小腹胀满痛引阴中，月水至则腰背痛，胞中瘕，子门有寒，引髌髀，水道主之。""妇人无子及少腹痛，刺气冲。""女子疝瘕，按之如以汤沃其股，内至膝，飧泄，灸刺曲泉。""妇人阴中痛，少腹坚急痛，阴陵泉主之。"对于痛经，原文无明确提出，但本篇是治疗妇女疾病，其腹痛必包括痛经之例。痛经病因病机可概括为冲任、胞宫气血瘀阻或不荣而痛。石关穴在足少阴肾经，为"冲脉、足少阴之会"(《针灸甲乙经》卷三第二十)；中极穴在任脉，为"足三阴、任脉之会"(《针灸甲乙经》卷三第十九)，二穴与冲任相通，可调理冲任。水道，足阳明脉气所发；曲泉，足厥阴肝经之合穴；阴陵泉，足太阴脾经之合穴。诸穴于痛经或通、或荣，故能奏止痛之效。

5. 闭经取穴

在《针灸甲乙经》中，闭经有"血不通""血闭""血闭不通""月水不下""不下月水"之称。闭经取阴交、中极、会阴、气穴、气冲、带脉、血海、曲泉、照海、水泉治疗。有关"中极"条文见痛经，"气冲"见月经过少，"水泉"见月经后期，余见："女子血不通，会阴主之。""女子手脚拘挛，腹满，疝，月水不下，乳余疾，绝子，阴痒，阴交主之。""月水不通，奔豚泄气，上下引腰脊痛，气穴主之。""妇人少腹坚痛，月水不通，带脉主之。""妇人漏下，月闭不通，逆气腹胀，血海主之。""女子疝瘕，按之如以汤沃两股中，少腹肿，阴挺出痛，经水来下，阴中肿或痒，漉青汁若葵羹，血闭无子，不嗜食，曲泉主之。""女子不下月水，照海主之。"闭经总分虚实，虚者补而通之，实者泻而通之。会阴、中极、阴交同属任脉，会阴为"任脉别络，侠督脉、冲脉之会"，且为一源三歧之出所；阴交为"任脉、冲脉之会"；中极为"足三阴、任脉之会"，皆能调冲任，理虚实。气穴、水泉、照海同属肾经，气穴"一名胞门，一名子户……冲脉、足少阴之会"（《针灸甲乙经》卷三第二十），调理冲任，通经开闭；照海为肾经之要穴，于远端以决闭通经；血海为"太阴脾经脉气所发"，是理血之要穴。带脉之穴通带脉之经，融约束、疏通于一体；曲泉为足厥阴肝经合穴，可补而通之。故诸穴皆可治疗痛经。

6. 崩漏取穴

崩漏在《针灸甲乙经》中有"漏血""漏下""经水漏""淋漓"之称，崩漏取血海、太冲、然谷、照海、阴谷、中都以治。有关血海条文见闭经。余见："女子漏血，太冲主之。""女子不字，阴暴出，经水漏，然谷主之。""妇人淋漓，阴挺出，四肢淫泺，心闷，照海主之。""妇人漏血，腹胀满，不得息，小便黄，阴谷主之。"崩漏的发病机理主要是冲任损伤，不能约束经血，故经血从胞宫非时妄行。血海、照海分别是肝、肾经气汇聚之处，调理冲任已毋庸置言。然谷为足少阴肾经荥穴，《通玄指要赋》有云

"然谷泻肾"，于肾阴虚之虚热崩漏恰为适用。阴谷为足少阴肾经合穴，有理冲任、复冲任制约之能。太冲为足厥阴肝经输穴，擅长行气泻实通瘀。是故诸穴皆能固崩止漏。除此而外，《针灸甲乙经》卷十一第七有云："崩中，腹上下痛，中郄主之。"中郄即中都穴，乃阴经脾之郄穴。故治血崩又增"中都"一穴。

（二）带下病

《针灸甲乙经》有"下赤白""白沥""赤沥""赤白沥""下苍汁""下赤白沃""赤白淫""赤淫时白"之称。取腰俞、上髎、次髎、中髎、下髎、曲骨、大赫、五枢、蠡沟、曲泉以治。有关"中髎"条文见月经过少。余见："乳子下赤白，腰俞主之。""女子绝子，阴挺出，不禁白沥，上髎主之。""女子赤白沥，心下积胀，次髎主之。""女子下苍汁，不禁赤沥，阴中痒痛，引少腹控眇，不可俯仰，下髎主之，刺腰尻交者，两胂上，以月死生为痏数，发针立已。""女子赤淫，大赫主之。""妇人下赤白沃，阴中干痛，恶合阴阳，少腹膜坚小便闭，曲骨主之。""妇人下赤白，里急瘛疭，五枢主之。""女子疝，小腹肿，赤白淫，时多时少，蠡沟主之。"本病主要由于湿邪影响任、带，以致带脉失约、任脉不固所致。腰俞位于督脉，具化湿、统摄之能。上、次、中、下髎乃足太阳膀胱经之穴，位居阳位，亦具收摄止带之功。曲骨为"任脉、足厥阴之会"，亦可复任带之固。大赫在肾经，为"冲脉、足少阴之会"，集肾主收藏与温阳化湿之功于其中。五枢通带脉，治带下病为长。蠡沟、曲泉同属肝经，分别为络穴和合穴，助肝主疏泄，协脾荡涤湿邪。因此，诸穴皆治带下病。

（三）妊娠病

1. 子瘖

《针灸甲乙经》认为无需治疗，可自行康复。卷十二《妇人杂病第十》："黄帝问曰：人有重身，九月而瘖，此为何病？岐伯对曰：胞之络脉绝也，胞络者，系于肾，少阴之脉，贯肾，系舌本，故不能言，无治也，当十月复。"

2. 堕胎、小产或滑胎

在《针灸甲乙经》中称为"身反败""身则败"。取行间、临泣以治。引文及释义见月经过少。

3. 难产

在《针灸甲乙经》中称为"字难",取昆仑以治。"女子字难,若胞不出,昆仑主之。"昆仑为足太阳膀胱经经穴,盖诸经穴皆有调和气血、催产之功。

（四）产后病

指产妇在新产后至产褥期中所发生与分娩或产褥有关的疾病,《针灸甲乙经》以"产余疾""乳余疾""乳难"概括之。

1. 产余疾

单取期门一穴治"产余疾",言"妇人产余疾,食饮不下,胸胁支满,目眩足寒,小便难,心切痛,善噎,闻酸臭,酸痹,少腹尤大,期门主之。"观"期门"主治,实际包括今中医妇科"产后血晕""产生小便不利""产后身痛"各病。产后病的病因病机以"亡血伤津、瘀血内阻、多虚多瘀"为特点,盖期门在肝经,为肝募,又系"足太阴、厥阴、阴维之会",寓补虚、祛瘀为一体,并可治"食饮不下,胸胁支满,足寒,心切痛,善噎,闻酸臭,少腹尤大"诸症。

2. 乳余疾

取肓门、石门、中极、阴交治"乳余疾"。有关"中极"条文见痛经,"阴交"见闭经,余见:"妇人乳余疾,肓门主之。""腹满疝积,妇人乳余疾,绝子阴痒,刺石门。"中极、阴交调冲任,理虚实。肓门在足太阳膀胱经,与三焦俞相平,可通利三焦气机。石门在任脉之上,系三焦募,通利三焦气机之外,又补虚劳。诸穴于"乳余疾"虚实之证,可补可泻而为之。

3. 产后乳汁少

产后乳汁少，在《针灸甲乙经》中称"乳难"。取气冲、中封、太冲、复溜以治。有关"气冲"引文及释义见月经过少。余见："女子少腹大，乳难，嗌干，嗜饮，中封主之。""乳难，太冲及复溜主之。"太冲、中封分别为足厥阴肝经输穴（原穴）、经穴，复溜为足少阴肾经经穴，盖太冲与诸经穴皆有调和气血、催乳之功。

4. 乳痈

乳痈按《医宗金鉴·妇科心法要诀》"乳房忽然红肿痛，往来寒热乳痈成"，多属阳明经风热壅盛所致。《针灸甲乙经》载有4条治疗乳痈的原文，"乳痈，寒热短气，卧不安，膺窗主之""乳痈，凄所寒热，痛不可按，乳根主之"和"乳痈有热，三里主之"，"乳痈惊痹，胫重，足跗不收，跟痛，巨虚下廉主之。"可见，乳痈以足阳明胃经的膺窗、乳根、足三里、下巨虚主治。

（五）妇科杂病

1. 癥瘕

一般指腹部的肿块，其中癥是固定有形的，多属血结，属西医学的器质性疾病；瘕按之似乎有形，但时聚时散，部位游走不定，多属气聚，属现代医学的功能性疾病。《针灸甲乙经》中仅见"瘕"，而无"癥"。取曲泉、水道、阴陵泉以治。有关"曲泉"条文见闭经，"水道""阴陵泉"见痛经。癥瘕的形成与正气虚弱、血气失调有关，曲泉为肝经合穴，水道为足阳明脉气所发，阴陵泉为脾经合穴，诸穴重在扶助正气，调和气血。

2. 阴挺

指子宫脱垂或阴道壁膨出。《针灸甲乙经》中有"阴挺出""阴暴出"之称，取上髎、然谷、曲泉、照海以治。有关"上髎"条文见带下病，"然谷""照海"见崩漏，"曲泉"见闭经。阴挺的主要病机是气虚下陷与肾虚不固致胞络损伤，不能收摄子宫。诸穴能治本病，可见然谷亦有固肾之能。

3. 不孕症

《针灸甲乙经》称为"绝子""无子""绝产""不字",取上髎、脐中（神阙）、阴交、石门、关元、中极、气冲、商丘、筑宾、曲泉、阴廉、涌泉、然谷以治。有关"阴交""曲泉"条文见闭经，"然谷"见崩漏。余文见："绝子，灸脐中，令有子。""绝子阴痒，刺石门。""女子绝子，衃血在内不下，关元主之。""妇人无子，及少腹痛，刺气冲。""绝子，商丘主之。""大疝绝子，筑宾主之。""妇人绝子，若未曾生产，阴廉主之。""妇人无子，涌泉主之。"不孕症与肾的关系密切，并与天癸、冲任、子宫的功能失调，或脏腑气血不和，影响胞络功能有关。脐中穴在孕胎系精微濡养之门，艾灸脐中扶本固元，功效自非一般。阴交、曲泉、然谷如前所述，或补益肝肾，或调理冲任。商丘为足太阴脾之经穴，阴廉、筑宾、涌泉均在肾经，诸穴补肾益天癸之力非凡，故使胚胎能成。

4. 阴痒

取下髎、阴交、中极、曲泉以治。"下髎"见带下病，"中极"见痛经，"阴交""曲泉"见闭经。阴痒发生的病因病机主要是肝、肾、脾功能失常，以肝经湿热、肝郁脾虚、肝肾阴虚为主。下髎祛湿邪止痛痒，阴交、中极调冲任、理虚实，自可胜任滋养肝肾、清肝疏肝之职。曲泉为肝经合穴，疏肝健脾、化湿止痒。

（六）其他病证

除以上病证外，原文多次出现"疝""阴中痛""阴寒"等病证的治疗取穴。《中医妇科学》（第五版）"各论"中虽未作专门论述，但其中疝、乳痛在今属外科疾病范畴，阴中痛、阴寒在临床中有时可独自为患，故亦可参照治疗。其中疝取阴交、石门、气冲、血海、蠡沟、太冲、中封、筑宾以治；阴中痛取中极、阴陵泉、水道、下髎、曲骨、曲泉、太冲以治；阴寒取归来、水道以治。

综上所述，《针灸甲乙经》治疗妇科疾病达20余种，为后世针灸治疗妇科病奠定了良好基础，有关内容值得临床实践者进一步研究。当然，师古不泥，以现代医学技术手段达到疾病诊断明确，结合古人的实践经验来处理临床疑难问题，不失为现代中医妇科医师的明智选择。

四、儿科疾病

《针灸甲乙经》卷十二第十一篇中，专门论述了小儿惊痫、脐风和杂病的诊断预后及杂病的主治腧穴。

（一）诊断预后

婴儿病，耳间出现青脉，表示肝胆疾病，多主筋脉抽搐或腹痛；大便青色如乳瓣一样，是飧泄，然后结合脉象手足寒温判断预后：若脉虽大而手足冰凉，是脾肾阳虚，阳气将绝，病重难愈；若脉虽小而手足尚温，是体虽虚而脾阳未败，病易痊愈。婴儿病，凡见头发干枯上竖者，是肾水枯竭，预后不良。

（二）针刺治疗

1. 惊痫

惊痫，唐以前泛指惊风、痫证各种痫证。《针灸甲乙经》所述多指急惊风。因感受邪热、惊吓、积食等引起，以发热、筋脉抽搐、瘛疭、目睛上视为主。《小儿卫生总微论方》："小儿惊痫者……轻者，但身热面赤，睡眠不安，惊惕上窜，不发搐者，此名惊也；重者，上视身强，手足拳，发搐者，此名痫也。"卷十二《小儿杂病第十一》治疗惊痫以针刺用泻法，疏通经气，取足太阳和督脉，佐以手太阴足少阳和足厥阴，共计20穴。盖因足太阳乃巨阳，"太阳主外"，督脉总督一身阳气。《素问·生气通天论》："阳气者，精则养神，柔则养筋"，两经均与惊痫发生关系密切。肝胆相表里，肝主筋；手太阴外合皮毛，循行于上臂内侧，邪热侵袭，多致肝肺两经经气不利，筋失所养，肢体抽搐。

（1）基本取穴

小儿惊痫病，可以取以下五脉：针手足太阴各五次，循经取穴即可；针刺太阳经五次；针刺手少阴经旁孙络一次；足阳明（解溪穴）一次；足少阳上踝五寸处（光明穴）三针。

（2）随症取穴

小儿惊痫，可取足少阳的本神、督脉的前顶、囟会和足太阳的天柱，若两眼上视，加足太阳的头临泣。

若四肢抽搐，脊背强急，目转上视，应取督脉的筋缩穴；若四肢抽搐，脊背强直，四肢相互牵引，应取督脉络穴长强。

小儿惊痫发作时，两目上视，取足太阳的攒竹穴。

小儿惊痫，筋脉抽搐，呕吐水泄，惊恐不宁，两目无神，眼屎多，取手少阳的瘈脉穴和督脉的长强穴。

小儿痫病，喘而呼吸不利，取足少阳的颅息穴。

小儿惊痫，病发时有所妄见，取手太阴的络穴列缺和手阳明的络穴偏历。

小儿惊痫，筋脉抽搐，手足躁扰，目昏不明，口噤不开，小便黄赤，取足太阴经穴商丘。

小儿痫病，筋脉抽掣，小便清长，虚则发生瘕块和疝气，实则发生小便不利，癃闭，小腹热，多睡，这是足厥阴循经发病，取足厥阴井穴大敦。

小儿得张口摇肩，口中做马鸣的马痫，取足太阳阳跷之会的仆参穴和足太阳郄穴金门。

风邪侵袭太阳，从头到足，或痫病抽搐，口闭不能开，或每逢大便腹胀，按之不下，或嗳气，心悲，喘促，取足太阳经穴昆仑。

2. 脐风

小儿脐风，两目上视，取足少阳的丝竹空穴。

小儿脐风，口噤不开，易惊，取足少阴荥穴然谷。

3. 杂病

小儿食多身瘦的食晦、头痛，取足太阳的谵语穴。

小儿咳嗽泄泻，不欲进食，取足太阴经穴商丘。

邪热居于心肺，口中腥臭，胸胁支满，取心主手厥阴之荥穴劳宫。

总之，《针灸甲乙经》是最早对儿科病症进行专科论治的中医著作，虽然仅仅1篇，但为后世针刺治疗儿科病症提供了范例。

五、外科疾病

《针灸甲乙经·卷十一·寒气客于经络之中发痈疽风成发厉浸淫第九》上、下两篇论述了外科痈疽的诊疗，其内容撷取自《灵枢·痈疽》《灵枢·玉版》《灵枢·刺节真邪》《素问·大奇论》等篇，重点讨论了内痈、痈疽的病因病机诊断和治疗。这里主要探讨《针灸甲乙经》治疗痈疽的特色。

（一）痈疽病因病机

《针灸甲乙经》根据《灵枢·痈疽》所述，认为寒邪客于经脉，气血不畅，化热肉腐成脓，是形成痈疽的主要原因。卷十一《寒气客于经络之中发痈疽风成发厉浸淫第九上》云："寒邪客经络之中则血泣，血泣则不通，不通则卫气归之，不得复反，故痈肿也。寒气化为热，热胜则肉腐，肉腐则为脓，脓不泻则筋烂，筋烂则骨伤，骨伤则髓消，不当骨空，不得泄泻，则筋骨枯空，枯空则筋骨肌肉不相亲，经络败漏，熏于五脏，脏伤则死矣"。此外，情志不畅、饮食不节导致阴虚阳盛，营卫郁滞，也是发生痈疽的重要机理。卷十一《寒气客于经络之中发痈疽风成发厉浸淫第九下》曰："病之生时，有喜怒不测，饮食不节，阴气不足，阳气有余，营气不行，乃发为痈疽"。

（二）痈疽顺逆与分类

1. 痈疽顺逆

《针灸甲乙经》提出了痈疽的顺逆，逆证有五。卷十一《寒气客于经络之中发痈疽风成发厉浸淫第九下》曰："已为伤者，其白晴青黑，眼小，是一逆也；内药而呕，是二逆也；腹痛渴甚，是三逆也；肩项中不便，是四逆也；音嘶色脱，是五逆也。"并说"除此五者为顺"。分析可知，凡是气血虚弱，脏腑衰败者便是逆证，气血尚盛，脏腑不败，则是顺证。

2. 痈疽分类

（1）十八种痈疽

《灵枢·痈疽》关于痈疽分类内容，归入《针灸甲乙经·卷十一·寒气客于经络之中发痈疽风成发厉浸淫第九下》，根据病发部位，结合症状特点命名 18 种痈疽。具体包括：①痈发于嗌中，名曰猛疽。《医宗金鉴》称为结喉痈，认为若脓成内溃喉咙则难生。②发于颈者，名曰夭疽。其状大而赤黑，《外科正宗》认为生于耳后一寸三分，生于左属肝，名之夭疽，生于右属肺，名之锐毒，均为凶险之证。③阳气大发，消脑溜项，名曰脑烁。其色不乐，脑项痛如刺以针，《证治准绳》名之脑疽脑痈。④发于肩及臑，名曰疵痈。其状赤黑，《医宗金鉴》认为此属胆、三焦二经，红活高肿为疵痈；坚硬平塌者为肩中疽。《证治准绳》名之肩疽。⑤发于腋下，赤坚者，名曰米疽。《医宗金鉴》名之腋疽，又名疚疽，其形如核。⑥其痈坚而不溃者，为马刀挟瘿。⑦发于胸，名曰井疽。其状如大豆，《医宗金鉴》认为生于心窝，属任脉中庭穴，由心经火毒而成。⑧发于膺，名曰甘疽。色青，其状如谷实栝蒌，常苦寒热。《医宗金鉴》认为此由忧郁气结而成，生于肺经中府穴下，左右皆可。《灵枢集注》张志聪认为此为乳岩石痈。⑨痈发于胁，名曰败疵。此言女子之病，其状大痈脓，其中乃有生肉大如赤小豆。《证治准绳》称为胁痈。⑩发于股胫，名曰股胫疽。其状不甚变色，痈脓内薄于骨。张介宾名之贴骨痈，亦即附骨疽。发于尻，名曰锐疽。其状赤坚大。《医宗金鉴》称之鹤口疽，认为属督脉，乃痰湿流结所成。发于股阴，名曰赤弛。《证治准绳》《医宗金鉴》称之股阴疽，张志聪认为此为火毒损于阴部。发于膝，名曰疵疽，其状大痈，色不变，寒。《医宗金鉴》认为疽发于膝盖，为气血虚证。发于胫，名曰兔啮，其状如赤豆，至骨。《医宗金鉴》名之胫疽，以其疼痛如兔啮而得名。发于内踝，名曰走缓。其状痈，色不变，寒热。《医宗金鉴》内外踝疽认为，在内踝为走缓，又名鞋带疽，属足三阴经；在外踝名脚拐毒，属足三阳经。皆由寒湿下注，血涩气阻所致。发于足上下，名曰四淫，其状大痈。发于足旁，名曰厉痈，其状不大，初从小指发。发于足指，名曰脱疽。其状赤黑者，死不治。此类似于血栓闭塞性血管炎。

（2）痈疽的区别

痈疽均由热盛所致，痈乃热盛肉腐，肉腐成脓，病变部位较浅，未涉及骨髓，未伤五脏；疽乃热陷筋骨，病变部位较深，内伤五脏，气血衰败。症状方面，痈皮薄而有光泽，疽皮色晦暗无泽，而且坚硬得像牛颈项部的皮一样。

《针灸甲乙经·卷十一·寒气客于经络之中发痈疽风成发厉浸淫第九下》："大热不止，热胜则肉腐，肉腐则为脓。然不能陷肌肤于骨髓，骨髓不为焦枯，五脏不为伤，故名曰痈。曰：何谓疽？曰：热气纯盛，下陷肌肤筋髓骨肉，内连五脏，血气竭绝，当其痈下筋骨，良肉皆无余，故名曰疽。疽者，其皮上夭以坚，状如牛领皮；痈者，其皮上薄以泽，此其状也。"

（三）治疗方法

1. 基本原则

（1）尽早治疗

痈疽治疗尽早泻毒驱邪，避免邪毒内陷筋骨，伤及内脏。《针灸甲乙经·卷十一·寒气客于经络之中发痈疽风成发厉浸淫第九下》："痈疽之生，脓血之成也，积聚之所生。故圣人自治于未形也，愚者遭其已成也。脓已成十死一生"。其提出"脓已成十死一生""痈疽不得顷回"均提示要尽早治疗，脓已成者要尽快排脓，以防脓毒内陷。

（2）同病异治

痈疽治疗应注意不同阶段运用不同方法，即所谓同病异治。如《针灸甲乙经·卷十一·寒气客于经络之中发痈疽风成发厉浸淫第九下》："夫痈气之息者，宜以针开除去之；夫气盛血聚者，宜石而泻之。此所谓同病而异治者也。"痈疽气滞者以长针理气，其血瘀者以砭石逐瘀。而已成脓者，则用砭石、铍针、锋针等大针决破其脓血，使之外排。故曰："其已成脓血者，其唯砭石铍锋之所取也。"

（3）因时制宜

由于痈疽发生与四时寒气有关，伤血则痈肿，伤筋则拘挛，伤骨则骨节疼痛，所以治疗要考虑时间因素，可以根据五行胜克之法，取穴治疗。《针灸甲乙经·卷十一·寒气客于经络之中发痈疽风成发厉浸淫第九下》："此皆寒气之肿也，八风之变也。此四时之病也，以其胜治其俞。"并提出"天忌日"概念，认为身形应九野，在身体部位所对应时日不宜用破溃法治疗痈疽："凡此九者，善候八正所在之处，主左右上下体，体有痈肿者，欲治之，无以其所直之日溃治之，是谓天忌日也。"当然，其中科学性和使用价值还值得研究。

（4）直刺痈疽

痈肿已成脓者，用针直刺痈肿，小者浅刺，大者深刺，但不要过深，伤及良肉。《针灸甲乙经·卷十一·寒气客于经络之中发痈疽风成发厉浸淫第九下》："治痈者刺痈上，视痈大小深浅刺之，刺大者多而深之，必端内针为故止也。"

（5）针灸药结合

痈疽治疗以针刺为主，兼用艾灸和汤药。《针灸甲乙经·卷十一·寒气客于经络之中发痈疽风成发厉浸淫第九下》，指出败疵用灸和药。其云："灸之。其状大痈脓……治之以陵翘草根及赤松子根各一升，以水一斗六升，煮之令竭得三升，即强饮，浓衣坐于釜上，令汗至足已。"治疗米疽则针砭和外用药同用："米疽。治之以砭石，欲细而长，疏砭之，涂以豕膏，六日已，勿裹之。"治疗猛疽针药并用："脓泻已，则合豕膏。"并嘱"冷食三日已"，注意饮食配合。治疗疵疽亦针灸并用："急治之。此令人汗出至足，不害五脏，痈发四五日，逆焫之。"

（6）基本针灸处方

①痈疽初起，应疏通经脉，泄足阳明经。《针灸甲乙经·卷十一·寒气客于经络之中发痈疽风成发厉浸淫第九下》："痈疽不得顷回。痈不知所，按之不应手，乍来乍已，刺手太阴傍三，与缨脉各二。"《类经》认为手太阴之旁当为足阳明气户库房等，缨脉为足阳明颈部水突气舍等穴，可参考。

②急性痈疽筋肉挛急疼痛汗出，宜取足太阳经腧穴泻其热补其气。《针灸甲乙经·卷十一·寒气客于经络之中发痈疽风成发厉浸淫第九下》："诸痈肿，筋挛骨痛，暴痈筋濡，随分而痛，魄汗不尽，胞气不足，治在其经俞。"腋下痈疽，则取足少阳（渊腋），若热不退，则刺手厥阴（天池）和手太阴（列缺）和大骨之会（肩贞）。"腋痈大热，刺足少阳五，刺而热不止，刺手心主三，刺手太阴经络者，大骨之会各三。"

（7）随症取穴

根据兼症不同，《针灸甲乙经·卷十一·寒气客于经络之中发痈疽风成发厉浸淫第九下》就近局部取穴治疗，一般取手足阳经穴位，用针刺泻法，也可以刺络放血泻其热。①项肿不可俯仰，颊肿引耳，取足少阳足太阳之会完骨。②咽肿难言，取足太阳天柱。③眼下唇上痈肿，取手太阳颧髎。④颊肿痛，取手太阳天窗。⑤头项痈肿不能言，取手太阳天容。⑥身肿，取足阳明关门。⑦胸下满痛，膺肿，取足阳明乳根。⑧马刀肿瘘，取足少阳渊腋、支沟和足厥阴章门。⑨面肿目痈肿，刺足阳明陷谷，出血立已。⑩犊鼻肿，可刺其上，若坚硬勿刺。!痈疽，取足少阳头部的（足）窍阴。

六、肢体疾病

（一）肢体痹

1. 文献出处

《针灸甲乙经》论治痹证内容非常丰富，包括脏腑痹与肢体痹两大类，内容涉及病因病机、诊断、刺灸方法等各个方面。仅治疗所涉及到的篇章除卷之十《阴受病发痹》上、下两篇集中专门论述肢体痹外，尚在卷七《六经受病发伤寒热病第一》《足阳明脉病发热狂走第二》；卷八《五脏传病发寒热第一》；卷九《寒气客于五脏六腑发卒心痛胸痹心疝三虫第二》《肝受病及卫气留积发胸胁满痛第四》《邪在心胆及诸脏腑发悲恐太息口苦不乐及惊第五》《脾胃大肠受病发腹胀满肠中鸣短气第七》《肾小肠受病发腹胀腰痛引背少腹控睪第八》等篇，散在地论述了各脏腑痹。其中有很多至今仍有临床实用价值的选穴方法。本文拟对《阴受病发痹》上、下两篇治疗肢体痹的选穴特点进行分析探讨。

《针灸甲乙经·卷十·阴受病发痹第一》上、下两篇中，治疗肢体痹证的腧穴处方，主要来自《素问·痹论》《灵枢·寒热病》《灵枢·厥论》《灵枢·杂病》《灵枢·周痹》等篇及《明堂孔穴针灸治要》。

2. 选穴特点

（1）以部位或经脉代替腧穴

此言其大概之要也。如讲述治疗"骨痹"及"厥痹"时云："骨痹举节不用而痛，汗注烦心，取三阴之经补之。厥痹者，厥气上及腹，取阴阳之络。"这里以"三阴之经"和"阴阳之络"代指针刺腧穴，言其大致的针刺部位。又如："足痹不可举，侧而取之，在枢阖中。"这里"枢阖"当代指针刺的部位（穴位）。

（2）只言选穴原则不列具体穴名

此虽讲原则，而实际已经指出了具体的针刺部位或所当选的穴位。如论述周痹的治疗时指出："其痛从上下者，先刺其下以遏之，后刺其上以脱之；其痛从下上者，先刺其上以遏之，后刺其下以脱之。"这里讲周痹是邪在血脉之中随脉上下游移行走，当迎头截刺，必断其路，使之退却不继续移行游走。先遏其路，后脱其邪，务必使邪蠲泻殆尽，不可游行别处。又如讲述针治痹证的原则时云："五藏有俞，六府有合，循脉之分，各有所发。"这里指出治疗一般所言之风寒湿杂至合而所成之痹时当以背俞穴、下合穴及各经"脉气所发穴"为主。表面上看讲的是普遍原则，而实际上却体现着彼时医者的选穴原则和依据。又如治疗众痹，"刺此者，痛虽已止，必刺其处。"此虽讲大体治法，实际确凿地指明了具体的针刺部位——穴位。因众痹不同于随脉上下移行游走的周痹，它是全身众多之处皆有痹，左右相应，此发彼止，彼发此止，左右交替，更发更休。故此处痛虽已止，但仍必当刺在此处，勿令复起。这些都是以选穴原则代指具体穴位。

（3）以痛为腧

以痛为腧选穴法是先腧穴时期的主要指导思想与"选穴"原则。治疗周痹的"先刺其下（或上）以遏之，后刺其上（或下）以脱之"和治疗众痹的"痛虽已止，必刺其处，勿令复起"的选穴方法都体现了这一思想原则。即使腧穴理论形成以后，以局部取穴为主的方法也保留着"以痛为俞"的先导思想。如"腰已（以）下至足清不仁，不可以坐起，尻不举，腰俞主之"；"胫苔苔痹，膝不能屈伸，不可以行，梁丘主之"等，这里所选的穴位基本都考虑在病变近处。

（4）具体明确的主病腧穴及其特征

"某病症，某穴（方）主之"这是汉魏晋时期讲述病症，列出治方的基本表达方式。这种方式《内经》中不多见，《伤寒杂病论》《黄帝明堂经》用此式。《针灸甲乙经·卷十·阴受病发痹第一下篇》中，共列举了19种肢体痹证的主治穴。其中除1种为穴组外，其余均为单穴。如其云："痹，会阴及太渊、消泺、照海主之。"说明在那时虽单穴主病为主流，但数穴配用已被人们意识到了。此外，19种中尚有唯一的1种明确的远端取穴法，即"足不仁，刺风府。"关于单穴主治病症，尤其必须予以关注的是大多数单穴所主治病症关联着远近两处的病变。如"腰已（以）下至足清（清）不仁，不可以坐起，尻不举，腰俞主之。"即腰俞穴既主足清不仁，又主腰尻不举。说明腧穴主治特征中的近治作用与远治作用已于彼时被人们认识并用于临床。

除依据部位选取穴位外，从卷十《阴受病发痹第一》下篇所论，还可看出当时已经有了全身整体辨证取穴的治疗思想与方法。如："痹，会阴及太渊、消泺、照海主之""嗜卧，身体不能动摇，大温，三阳络主之""骨痹烦闷，商丘主之""肤痛痿痹，外丘主之""寒气在分肉间，痛上下者，痹不仁，中渎主之"。这些都是全身整体性的症状，多叙述简短，又无明确的脏腑经脉归属，但在治疗选穴上却都有明确的选择，至少可以反映出这时针灸医学的经验已相当丰富和成熟了。

由上可见，《针灸甲乙经》治疗痹证的选穴，内容比较丰富，方法不拘一端。这充分说明针灸学发展到晋代已非常成熟和完备了。临床既有治疗众痹痛虽已止，仍必刺其处的选穴方法，又有治疗周痹先刺其下（或上）后刺其上（或下），先截后脱的选穴方法；既有局部取穴的以痛为俞法，又有远端整体取穴的辨证选穴法；既有一穴主远近数处之病的精悍取穴法，又有数穴配伍共主一病的配方选穴法。

直到今天，痹证仍然是困扰临床的一大难题，近20年来的研究，理论上似乎有很大突破，而临床上仍束手无策，且肢体痹、脏腑痹愈衍愈杂。深入挖掘经典著作中的学术思想，于今日临床建功意义不可低估。

（二）项痛

现代医学中颈椎病（尤其是颈型颈椎病），在古代医学中称为"项痹""项痛""项急"等，总归于"痹症"的范畴。《针灸甲乙经》对该病的论述，主要见于卷十《阴受病发痹第一上下》和卷七《六经受病发伤寒热病第一中》。其发病原因，《阴受病发痹第一上》："风寒湿气客于分肉之间，迫切而为沫，沫得寒则聚，聚则排分肉而分裂，分裂则痛，痛则神归之，神归之则热，热则痛解，痛解则厥，厥则他痹发。"治疗方面，其云："故刺痹者，必先循切其上下之大经，视其虚实，及大络之血结而不通者，及虚而脉陷空者而调之，熨而通之，其瘦紧者，转引而行之。"

1. 相关经络

经过项背的经脉有以下 6 条。如《针灸甲乙经·卷二》中，《十二经脉络脉支别第一上》与《奇经八脉第二》有以下相关论述：其一，手少阳三焦经，其循行"循臑外上肩""上项夹耳后""所生病者，耳后、肩、臑、肘臂外皆痛"。其二，手阳明大肠经，循行"循臂上廉，上出柱骨之会上""所生病者，肩前臑痛"。其三，手太阳小肠经，其循行"出肩解，绕肩胛，交肩上""病不可以顾，肩似拔，臑似折，颈颔肩臑肘臂外后廉痛"。其四，足太阳膀胱经，循行"从巅如络脑，还出别下项，循肩髆内，夹脊抵腰中""病冲头痛，目似脱，项如拔，脊腰似折，不可以曲，主筋所生病，项背腰尻腘踹脚皆痛，小指不用"。其五，督脉的循行，"入络脑，还出别下项，循肩髆内，夹脊抵腰中"。其六，足少阴肾之筋，"循膂内夹脊上至项，结于枕骨，与足太阳之筋合"。

2. 相关穴位

因为循行经络不同，在项痛的同时伴有各种不同的症状，而选用不同的穴位治疗，内容主要见于《针灸甲乙经·卷七·六经受病发伤寒热病第一中》。

（1）手少阳三焦经的项痛，往往伴有手臂外侧的麻木、疼痛、肩臂无力等症状，如"肘痛不能自带衣，起头眩，颔痛面黑，风，肩头痛不可顾，关冲主之""肘痛引肩，不可屈伸，振寒热，颈项肩背痛，臂痿痹不仁，天井主之""肩重不举，肩髎主之""肩痛不能自带衣，臂腕外侧痛不举，阳谷主之""肩不可举，不能带衣，清冷渊主之""肩痛不能自举，汗不出，颈痛，阳池主之"。

（2）手阳明大肠经病变时项痛，常常伴有肩前、缺盆部位的疼痛，如"肩中热，指臂痛，肩髃主之""肩肘中痛，难屈伸，手不可举重，腕急，曲池主之"。

（3）手太阳小肠经的项痛，疼痛以肩脚部及手臂后外侧为主，转颈受障碍为主，伴有皮肤受损的症状，如"项痛不可顾，少泽主之""项急不可左右顾及俯仰，肩弛肘废，目痛，痂疥，生疣，瘻疭，头眩目痛，阳谷主之""振寒寒热，颈肿肿，实则肘挛，头项痛，狂易，虚则生疣，小则痂疥，支正主之""肩中热痛，手臂不举，肩贞主之"，"肩重，肘臂痛不举，天宗主之""臂不可举，头项痛，咽肿不可咽，前谷主之"，还有肩外俞、曲垣等穴，伴有腕部疼痛时选用前谷、腕骨、养老等。

（4）膀胱经相关疾病，多伴有恶寒、汗不出、头晕、目眩、头痛、肩背腰部疼痛等症，颈项部的活动以前后活动受限为主，取穴特点根据兼症的不同选取，伴有头痛、目眩时取头部的穴位。如"头项痛重，暂起僵仆，鼻窒鼽衄，喘息不得通，通天主之""头项恶风，汗不出，凄厥恶寒，呕吐，目系急痛引頔，头重项痛，玉枕主之"，还可选用风池、风府、天柱、攒竹、阳白等。伴有肩背不疼痛时，多选用肩背部的穴位，如"肩痛胸腹满，凄厥，脊背急强，神堂主之""肩髆间急，凄厥恶寒，魄户主之""背痛恶寒，脊强俯仰难，食不下，呕吐多涎，隔关主之""头痛，项先痛，腰脊为应，先取天柱，后取足太阳"。

（5）兼有脊强，头痛，头不自主震颤时，选用督脉穴位，如"督脉之别，名曰长强，夹脊上项散头上，下当肩胛左右，别走太阳，入贯膂。实则脊强，虚则头重，高摇之，夹脊之有过者，取之所别"（《针灸甲乙经·卷二·十二经脉络脉支别第一下》）。

3. 治疗项痛的特殊疗法

（1）火针疗法：《针灸甲乙经》认为，项痛属于筋痹的范畴。如卷二"经筋第六"指出其症状："转筋，及所过而结者皆痛及转筋"，并提出"治在燔针劫刺，以知为数，以痛为输""燔针取痹气也"（《针灸甲乙经·卷五·九针九变十二节五刺五邪第二》），即以火针点刺阿是穴。

（2）恢刺针法："恢刺者，直刺旁之，举之前后，恢筋急以治筋病也"，即以恢刺治疗颈项部的条索结节等（《针灸甲乙经·卷五·九针九变十二节五刺五邪第二》）。

（3）齐刺针法："齐刺者，直入一，旁入二，以治寒热气小深者，或曰参刺，参刺者，治痹气之小深者也"（《针灸甲乙经·卷五·九针九变十二节五刺五邪第二》）。

（4）缪刺针法：主要用于治疗风寒湿邪客于足太阳膀胱经络，"邪客于足太阳之络，令人头项痛，肩痛，刺足小指爪甲上与肉交者各一痏，立已，刺外踝上三痏，左取右，右取左，如食顷已"（《针灸甲乙经·卷五·缪刺第三》）。

（5）刺血疗法：主要用于邪客于足太阳膀胱经时，兼有脊背腰部疼痛时，"厥，夹脊而痛，至头项□，目晄晄然，腰脊强，取足太阳腘中血络"（《针灸甲乙经·卷七·六经受病发伤寒热病第一中》）。

从《针灸甲乙经》对项痛的治疗中可以得出治疗项肩腰腿痛的一般规律，值得我们对之进行深入细致的研究。

（三）痿病

1. 重视脾胃

皇甫谧不但遵循了《内经》关于"治痿独取阳明"的治疗总则，而且有所发挥。如《针灸甲乙经·卷十·热在五脏发痿第四中》："痿不相知，太白主之。"太白乃脾之原穴，脾胃相表里，治痿不但要"独取阳明"，还要健脾，取太白、隐白、三阴交、阴陵泉等穴。因健脾胃能除痰湿，可治痰湿阻滞经络之痿；且脾胃运化正常，才能吸取水谷精微，能为胃行其津液，以濡润宗筋而治痿废不用。在治痿之配穴中，常用脾胃表里经配穴，这比单用一经要优越得多了。又如痿证后期，出现下肢外斜，即呈阴缓阳急之势，此多为下肢脾经气虚，临床则用皇甫谧"辨麻痹经而补之"的取穴原则，主要补脾经之三阴交、阴陵泉、血海等穴，以调整其内外（阴阳）侧失调。

2. 多取阳经腧穴

皇甫谧治痿尚以取诸阳经腧穴为主。从《针灸甲乙经》先后所列之治痿7个穴来看，阳经穴占5个（地仓、京骨、绝骨、丘墟、光明），即占大多数，这一取穴原则，一直沿袭至今。究其理由有二：一是痿证有因外邪引起者，在外邪六淫中，"风为百病之长"，属阳邪，阳邪易犯阳经，故治疗应以取手足三阳经穴为主。如上肢痿首先要恢复上抬，要靠手阳明、手少阳、手太阳经气之恢复，故常取合谷、曲池、肩髃穴、外关、手三里等前三阳经穴；下肢痿要恢复站立行走，主要靠前外后即足三阳经气恢复，故常取髀关、梁丘、足三里、丰隆、环跳、风市、阳陵、绝骨、丘墟、肾俞、殷门、承山等足三阳经穴。二是痿证后期，尤其是常见偏瘫患者，上下肢都易出现"阳缓阴急"，即手臂呈曲屈状态者多，下肢呈足内翻者多，这些都需"补阳泻阴"，即补上下肢阳经穴位。如上肢应补外关、合谷等手三阳经穴，下肢应补绝骨、丘墟、解溪、昆仑、足三里等足三阳经穴，目的是纠正"阳缓阴急"的病理状态。

3. 注意针刺取穴方法

皇甫谧在《甲乙经·卷十·八虚受病发拘挛第三》中，还提出了针刺取穴方法："痿厥者，张而引之，可令立快矣。"即治疗痿病患者时，应让病人仰卧，伸开四肢而取穴，可使气血快速畅达。

七、五官科疾病

（一）口齿疾病

皇甫谧《针灸甲乙经》中有关口齿部分的论述，言简意赅。现根据卷十二《手足阳明脉动发口齿病第六》，总结龋齿痛的诊断和治疗方法。兹简介如下：

1. 诊断方法

龋齿痛者，诊断首先考虑切按手足阳明经脉动，判断病位和性质。即"诊龋痛，按其阳明之来，有过者独热。在左者左热，在右右热，在上上热，在下下热"。

2. 治疗方法

（1）治疗原则

龋齿痛针刺治疗应遵循补虚泻实的原则，恶寒用补法，不恶寒用泻法，所谓"方病之时，盛泻虚补""恶寒补之，不恶泻之"。

（2）基本取穴

上龋齿痛取手阳明经大迎穴，因其"入上齿中"；下龋齿痛取足阳明经，因其"入上齿中"。齿痛不怕冷饮的，取足阳明，齿痛怕冷饮者，取手阳明。上龋齿痛一般配足太阳角孙穴。舌缓纵烦闷者，配足少阴经腧穴补之。

（3）对症选穴

一般取手足三阳经腧穴，亦有取手足少阴、手厥阴、督脉、任脉的；多在头面部就近取穴，如目窗、正营、角孙、浮白、完骨、翳风、兑端、大迎、颊车、耳门、龂交、颧髎、上关、下关、廉泉等。亦有远端取穴的，如上肢的太渊、劳宫、二间、三间、偏历、温溜、商阳、液门、四渎等；

下肢的通谷、阴谷穴。

兼症选穴：①兼见舌病：重舌肿痛，初起应急泄其热，用三棱针刺舌下之大筋（舌系带）出恶血；舌下肿而难以言语，或舌纵弛而口歪斜，选配足太阳之荥穴通谷主治；舌下肿而难以言语，舌纵弛而口流涎的，选配舌根下阴维、任脉之会廉泉穴主治；舌纵缓，流涎，心中烦闷的，选配足少阴经的合穴阴谷主治。②龋齿痛：可配足太阳少阳之会浮白及完骨两穴主治，或配手太阳少阳之会穴颧髎、手阳明之荥穴二间主治；怕冷饮的，选配手阳明经的三间穴主治。若兼见面口疾患，选配手阳明经的合穴合谷主治。齿龋痛，若兼见腋下疾患的，选配手少阴经合穴少海主治；口齿痛，选配手阳明经的温溜主治；下齿龋痛，上齿也痛，选配手少阳经的荥穴液门主治；牙齿疼痛不敢咀嚼，齿龈肿痛，选配手足太阳与手足少阳之会角孙穴主治。③上龋齿痛：兼肿胀，配足少阳、阳维之会目窗穴主治；兼恶风寒的，选配足少阳、阳维之会正营穴主治；痛甚，可配督脉的兑端穴及手少阳经的耳门穴主治；身恶寒的，选配手少阳与足阳明之会穴上关主治；痛甚，亦可配手太阳的经穴阳谷主治。④下龋齿痛：痛甚，可配手少阳经的四渎主治；不能张口，眼眶下部肿，选配足少阳阳明之会下关穴主治。⑤口歪斜：重者，可配手太阴之原太渊穴，亦可配取手阳明经的络穴偏历主治；兼不能张口，张口则颊车脱臼，或口噤而牙关紧闭，选配手足少阳之会翳风穴主治；兼四肢发凉，不能张口，下牙疼痛，颊肿而身恶寒，口流涎，舌不能言，牙不能嚼，可配手足阳明之会大迎穴主治。⑥牙龈出血，怕酸，口张不开：选配督脉的龈交穴主治。⑦颊肿痛，口拘急，不可以嚼：选配足阳明经的颊车穴主治。⑧口中异常：口中肿而有腥味臭味，选配手厥阴经之荥穴劳宫主治；口中发干，下齿疼痛，恶寒，眼眶下肿，选配手阳明经的井穴商阳主治。

综观全篇31条以针灸治疗龋齿痛的方法，内容简明扼要，朴素实用，取穴多以手足三阳经为主，且多取交会穴和合穴荥穴特定穴，现在看来，仍有很高的参考价值。

（二）咽喉疾病

皇甫谧在针刺治疗咽喉疾病方面丰富发展了《内经》的内容。《针灸甲乙经·卷十二·寒气客于厌发喑不能言第二中》："暴喑气哽，刺扶突与舌本出血；喑不能言，刺脑户；暴喑不能言，喉嗌痛，刺风府；……暴喑气哽，喉痹咽痛，不得息，食欲不下，天鼎主之；瘖不能言，期门主之；暴喑不能言，支沟主之；喑不能言，合谷及涌泉、阳交主之。"主要讨论了由于忧虑愤怒，肝火上炎，肺金失肃，和寒邪外袭，肺失宣发，均导致会厌不利，金实不鸣的喑哑。治疗原则泻法为主，基本方法是取足少阴经泻其血脉，再取任脉天突穴，即可泻邪开音。然后在此基础上，随证取穴，多取头面过咽喉的经脉。

皇甫谧在《针灸甲乙经·卷十二·手足阳明少阳脉动发喉痹咽痛第八中》，主要讨论了喉痹治疗方法。曰："喉痹、完骨及天容、气舍、天鼎、尺泽、合谷、商阳、阳溪、中渚、前谷、商丘、然谷、阳交悉主之。喉痹咽肿，水浆不下，璇玑主之。喉痹咽如梗，三间主之。"由于手足阳明经脉络喉，任脉足少阳足厥阴足少阴诸脉均过咽喉，故提出"喉痹不能言，取足阳明；能言，取手阳明"的治疗大法，然后可根据兼症，取相关经脉的腧穴，以泻法为主，亦有补法，如"咽中痛，不可纳食，涌泉主之。"此当为肾阴虚火旺，当滋阴降火，用补法。

综上所述，皇甫谧治疗咽喉病证，既有局部取穴，又有循经取穴；既有单穴应用，又有多穴配合，是在基本处方基础上的辨证论治。

（三）耳鸣耳聋

运用计算机对《针灸甲乙经》进行检索统计，结果显示《针灸甲乙经》治疗本病共涉及41个穴位总计45穴次。其中，未明确指出腧穴名称的治疗条文中共涉及 3 条经脉；只说明了取穴部位和所在经脉，但能推导出腧穴名称的条文等共涉及 4 条经脉，4 个腧穴；耳鸣、耳聋以兼症形式出现的经文共 9 条，涉及 9 个腧穴。通过分析 41 个腧穴所属经脉后发现，三焦经 11 穴、小肠经 10 穴、胆经 8 穴、大肠经 5 穴，胃经与心包经各 2 穴，督脉与肺经、肾经各 1 穴，没有选用其他经脉腧穴。通过分析 41 个腧穴所属部位后发现，头面部 13 个、肩颈部 3 个、四肢部 25 个，以上腧穴分布在耳廓周围的有 12 个。可见，《针灸甲乙经》针灸治疗本病有如下特点。

1. 循经取穴特点

（1）多取与耳相关的经穴

本症多取三焦经、胆经、小肠经等经脉腧穴总计 29 穴，占所选腧穴的 72.5%。三焦经"其支者：上项，系耳后，直上出耳上角……其支者：从耳后入耳中，出走耳前"；胆经"从耳后入耳中，出走耳前"；小肠经"至目锐眦，却入耳中"。因为它们的循行线路均达耳部，根据循经取穴原则，故当选用之。而取用最多的是三焦经、小肠经，共高达 21 穴次，此乃二经经脉循行直接入耳之故。更值得一提的是，三焦经总共 23 个腧穴，可用来治疗耳鸣、耳聋的腧穴在《针灸甲乙经》中就记载了 11 个，占总腧穴的 47.8%。

（2）选用阳经腧穴，作为主治重点

本病因少阳经气闭阻；或痰热郁结，蕴遏清窍引起，因此，本病多选用阳经腧穴，作为主治重点，特别是更多的选用少阳经腧穴，配合大小肠经腧穴，共奏清肝泻火，化痰通络之功。故从总体上看，治本症以阳经穴为主，阳经共 37 穴次，阴经才 3 穴次，两者之比为 12：1，这是可以理解的。

2. 分部取穴特点

（1）以头面局部穴为主

根据统计资料可知，治疗本症头面部穴共 13 穴次，占全身总穴次的 32.5%，而以上腧穴分布在耳廓周围的有 12 个，占全身总穴次的 32%，刺激这些穴位可促进局部血液循环，调节大脑皮质功能，更重要的是可以改善耳神经的营养供给，从而达到消除症状的目的。如《针灸甲乙经·卷十二·手太阳少阳脉动发耳病第五》记载："耳痛聋鸣，上关主之，刺不可深。""耳鸣聋，头颔痛，耳门主之。"这些就是极好的例子。

（2）选四肢肘膝关节以下穴

据统计，四肢部的 24 个腧穴当中，肘膝关节以下的腧穴为 21 个，其中特定穴为 20 个，占 95.2%，上肢特定穴 17 个，下肢特定穴 3 个，说明在治疗耳聋、耳鸣方面，上、下肢特定穴之间有显著差异；如此选穴，是因为三焦经、大肠经、小肠经经脉循行都是从手走头，且入耳中；唯一只有胆经例外。这一方面能够说明《针灸甲乙经》的配穴思路为局部选穴和循经远取相结合；另一方面，又突出了特定穴的治疗作用。其理论至今还指导着针灸临床。

3. 针灸法特点

（1）以针刺为主要方法，其中以泻法为多

《针灸甲乙经》涉及耳鸣、耳聋的治疗，只提到"××主之"，并未详细说明用针还是用灸，用补还是用泻，如卷十二《手太阳少阳脉动发耳病第五》："耳聋鸣，下关及阳溪、关冲、液门、阳谷主之""聋，耳中不通，合谷主之"。但仔细阅读全文后发现，《针灸甲乙经》记录的耳鸣、耳聋症状多为实证，如"热病汗不出，胸痛不可息，颈颔肿，寒热，耳鸣聋无所闻，阳谷主之""耳聋无闻，天窗主之"；又如"卒气聋，四渎主之"等都是描述耳鸣耳聋实证的症状和选穴。

根据取穴部位来看，耳鸣、耳聋所选的头颈部腧穴由于头发和部位的关系，一般不采用灸法，而对于四肢的阳经腧穴而言，治疗实证的耳鸣耳聋《针灸甲乙经》也不主张用灸，主要是因为皇甫谧深受《灵枢》针灸治疗总则的影响（盛则泻之，虚则补之，陷下则灸之，不盛不虚，以经取之）。

（2）主张耳廓旁腧穴不可深刺

《针灸甲乙经·卷十二·手太阳少阳脉动发耳病第五》："耳痛聋鸣，上关主之，刺不可深。"在这里，笔者认为，《针灸甲乙经》不是要强调上关穴不应深刺，而是在强调以上关穴为代表的耳廓旁腧穴不可深刺。其原因还可从卷三《耳前后凡二十六穴第十一》中找到佐证，如"上关，一名客主人……刺入三分""耳门……刺入三分""听宫……刺入一分""听会……刺入四分"；"颅息……刺入一分""翳风……刺入四分"。从以上条文不难看出，《针灸甲乙经》对耳廓旁腧穴最多刺入四分，大多只刺入三分，有些穴位仅刺入一分，可见"耳痛鸣聋，上关主之，刺不可深"是在强调以上关穴为代表的耳廓旁腧穴不可深刺。

（3）治疗时应注意取穴的顺序

《针灸甲乙经·卷十二·手太阳少阳脉动发耳病第五》："耳聋，取手足少指爪甲上与肉交者，先取手，后取足""耳鸣，取手足中指爪甲上，左取右，右取左，先取手，后取足"。说明《针灸甲乙经》在治疗耳鸣耳聋时，主张按照一定的顺序取穴，具体就是先取上肢腧穴，再取下肢腧穴。

《针灸甲乙经》治疗耳鸣、耳聋通常采用局部取穴与远道取穴相结合的方法，局部取穴主要选用患侧耳廓周围腧穴；远道取穴则选用以经脉循行过程中入耳的经脉为主的腧穴，特别是上肢肘关节以下的特定穴。治疗过程中为了取得较好的疗效，更是为了安全，主张耳廓旁腧穴不可深刺。

《针灸甲乙经》对于虚证，特别是肾虚等引起的耳鸣、耳聋并未作论述，这是其不足之处；其次，由于对解剖学知识的不断深入了解，现代针灸临床在取某些耳廓旁腧穴治疗耳病时也不再局限于《针灸甲乙经》刺入三分或不可深刺的理论，而是采用深刺方法，这些都有别于《针灸甲乙经》理论。

（四）目病

皇甫谧对于目病的诊疗内容集中于卷十二《足太阳阳明手少阳脉动发目病第四》，较为系统地论述了五脏六腑精神魂魄和目的关系，根据目病外候诊察脏腑经络病变和目病的主治腧穴等。现分析于下。

1. 眼睛与脏腑精神的关系

皇甫谧根据《灵枢·大惑论》解释迷惑发生机理的原文，阐释了眼睛与脏腑精神之间的密切关系。

（1）眼睛与脏腑的关系

五脏六腑的精气皆向上灌注于眼睛，从而使眼睛可以视物。"五脏六腑之精气，上注于目而为之精，精之裹（《灵枢》作窠）者为眼。"进一步分析了五脏和眼睛的关系密切，骨之精上注于瞳仁，由肾所主，筋之精上注于黑睛，由肝所主，血之精上注于目中血络，由心所主，气之精上注于白睛，由肺所主，肌肉之精上注于眼胞，由脾所主。此即后世五轮学说的基础。此外，眼睛与筋骨血气之精共同构成目系，联于脑，"裹契筋骨血气之精而与脉并为系，上属于脑，后出于项中"。所以，邪气中于头目，若正气虚，邪气深入目系入脑，则脑转目系急，表现为目眩；若邪气中于精明，精散不和，目失于调节，出现视歧（复视）。

（2）眼睛与精神魂魄的关系

眼睛视物功能依赖于脏腑精气濡养，有赖于精神魂魄营卫气血的正常，故曰："目者，五脏六腑之精也，营卫魂魄之所常营也，神气之所生也。"其中与五脏的关系密切，因为"瞳子黑眼法于阴，白睛赤脉法于阳，故阴阳合揣而精明也"，视物功能正常发挥尤其离不开心藏神功能的支持，"目者心之使也，心者神之所舍也。"在论述了眼睛与脏腑精神魂魄关系基础上，回答了迷惑发生的机理：神气分散，精气紊乱，而突然见到异乎寻常场景，使精神魂魄不能适应突然的改变，从而影响视物，发生眼花缭乱食物不清的惑症。"神分精乱而不转，卒然见非常之处，精气魂魄散不相得，故曰惑。"并且解释迷惑之症的发生与喜恶交集有关，因为喜恶两者突然交感错杂，使精气紊乱，目失调节，"夫心有所喜，神有所恶，卒然相惑则精气乱，视误故惑，神移乃复，是故间者为迷，甚者为惑。"此中提出了治疗的方法，"神移乃复"，所以治疗时必须注意转移其精神，注重精神调摄的作用。

（3）眼睛与脏腑疾病诊断

根据眼睛颜色改变可以判断病变脏腑。这与后世望五色判断病位相似。"目色赤，病在心；白色者，病在肺；青色者，病在肝；黄色者，病在脾；黑色者，病在肾。"且提出了鼻渊日久，乃胆移热于脑，除了鼻流浊涕，病久会影响眼睛，出现瞑目。

2. 眼病论治

（1）基本原则

如前所述，眼睛与脏腑精神魂魄、经络关系密切，所以治疗需要整体论治，辨别病位虚实，补虚泻实。并告诫不可虚虚实实，否则"反者益甚"。

（2）随症取穴

目病因风热风寒侵袭，或阳热内郁，手足三阳经气不利，上扰于目，而发为目痛目痒红赤流泪，或发为视物不清，目生白翳，或发为斜视口歪流涎，应取手足三阳经，尤其是足三阳经、手阳明四经之穴疏泄风热，阴虚之人当取阴跷照海穴滋阴降火。

取穴特点：其一，多取手足三阳经。皇甫谧治疗目病共取穴 24 个，手足三阳经取穴共计 20 个。其中足太阳经承光、天柱、睛明、玉枕、讁譆 5 穴；足阳明经四白、承泣、解溪 3 穴；足少阳经上关、颔厌、目窗、风池 4 穴；手阳明经商阳、偏历、下廉、手五里、水沟 5 穴；手太阳经前谷、颧髎 2 穴；手少阳经天牖 1 穴；督脉上星、龈交 2 穴；任脉承浆 1 穴；阴跷照海 1 穴。其二，就近取穴，多取头面部腧穴。此大概受到"头者，精明之府"之影响。头面部共计取穴 16 个。其三，配合循经取穴。典型的如泻手阳明经风热取商阳、偏历、下廉、手五里 4 穴，取解溪泻足阳明经风热，以及取前谷泻手太阳经风热。此外，其治疗以针刺泻法为主，配合补法，兼用灸法。如目赤痛，从内眦开始，当为阴虚阳盛，补阴跷照海，滋阴降火。又如视物不清兼见少气，灸手阳明经手五里穴，左病取右，右病取左。

①青盲：应取手阳明经商阳穴主治；远视不清者，取足太阳经承光穴主治；视物不见，或视物模糊不清，或目中生白翳遮盖瞳仁，应取足少阳经目窗穴；目病恶风寒，应取足少阳经上关穴。

②视物不清（目不明）：目病视物不清取手阳明经偏历穴；兼色赤痛者，取足太阳经天柱穴；恶风、流泪、憎寒，或目痛、目眩、内眼角赤痛、视物不清，或眼角痒痛、眼皮湿润、睛生白翳，应取足太阳经睛明穴；目眩、偏头痛，牵引目外眦拘急，应取足少阳经颔厌穴；流泪、目眩头晕、瞳仁痒、远视不清、夜盲，或目睑和项、口同时相互牵引跳动，口眼歪斜，不能言语，应刺足阳明经承泣穴；兼身体汗出较多，应取任脉承浆穴；兼见少气，灸手阳明经手五里穴，左病取右，右病取左。

③目痛：可取手阳明经下廉穴；目中赤痛，从内眦开始，取阴跷脉照海穴，滋阴清热；头目痛者，取足太阳经玉枕穴，泻太阳风热；目痛不能视物，督脉上星主之，先取足太阳经讁譆，后取手少阳经天牖、足少阳经风池，泻足太阳、手足少阳之风热；兼口歪，泪出，视物不清，取足阳明

经四白穴；兼视物不清，取督脉龈交穴。

④目生白翳：兼目痛泪出，痛剧如脱者，取手太阳经前谷穴；翳膜遮挡瞳仁，目不视物，取足阳明经解溪穴。

⑤目赤黄，取手太阳经颧髎穴。

⑥目斜视，取手阳明经水沟穴。

综之，皇甫谧重视眼睛与脏腑精神魂魄之间的联系，认为目病多为外感风热、内郁火邪所致，治疗以疏泻手足三阳经风热为主。善于就近局部取穴，配合循经取穴，善用针刺，亦配合灸法。如果因情志内伤，精气亏损而致目病，则又当兼补五脏六腑精气为主，还应转移精神，调畅情志。

皇甫谧

后世影响

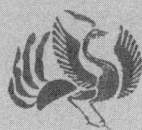

一、历代评价

由于《针灸甲乙经》的学术价值较高，故对后世影响颇大。不仅被医学界赞赏和习用，亦曾得到官方的重视。如《医心方》卷二引唐人杨玄操云："皇甫士安，晋朝高诱（按《外台·明堂序》作秀），洞明医术，撰次《甲乙》，并取三部为定，如此则《明堂》《甲乙》，是圣人之秘宝，后世学者，宜遵用之，不可苟从异说，致乖正理。"

孙思邈《备急千金要方·大医习业》亦云："凡欲为大业，必须谙《素问》《甲乙》《黄帝针经》《明堂流注》……诸部经方。"由于医家之倡导，后得官方立法，曾列《针灸甲乙经》为医家必读书之一。如《新唐书·百官志》云："医博士一人，正八品上，助教一人，从九品上，掌教授诸生，以《本草》《甲乙》《脉经》，分而为业。"《医经正本书·有唐医政第一》云："太医令掌诸生医疗方法。其属有四，皆有博士以教之，其考试登用，如国子监之法……诸生读《素问》《黄帝针经》《甲乙》《脉经》，皆使精熟。博士一试，医令、承并季试也。"可见唐代不仅选《针灸甲乙经》为教授诸生之教材，且列为考试课程。

唐代的医学著作，如孙思邈《备急千金要方》及《千金翼方》、王焘《外台秘要》、杨玄操《难经》注、杨上善《太素》注、王冰《素问》注等，都曾不同程度地引用过《针灸甲乙经》，足见其影响之大。

宋代无论在医学著作或医学教育方面，对《针灸甲乙经》一书均甚为重视。如《太平圣惠方》卷一"叙为医"云："夫为医者，先须谙《甲乙》

《素问》《明堂》《针经》……并须精熟，然后涉猎诗书。"王惟一《铜人腧穴针灸图经》亦云："凡针灸避忌法度，谨按《灵枢》《甲乙经》。"并多处引用《针灸甲乙经》文。宋政府在古医籍整理方面，校正医书局曾将《针灸甲乙经》列为重点校正书目之一。在医学教育方面，列《针灸甲乙经》为必修考试科目。如《宋史·选举志》云："神宗时始置提举判局官及教授一人，学生三百人，设三科以教之，曰方脉科、针科、疡科。凡方脉以《素问》《难经》《脉经》为大经，以《巢氏病源》《龙树论》《千金翼方》为小经，针、疡科则去《脉经》，而增《三部针灸经》，常以春试。"陈言《三因极一病证方论·太医习业》亦云："医者之经，《素问》《灵枢经》是也；史书，即诸家本草是也；诸子，《难经》《甲乙》《太素》《中藏》是也。"亦列《针灸甲乙经》为学医必读之书。在医学著作中，如《圣济总录》《幼幼新书》《针灸资生经》等，都较多地引用《针灸甲乙经》文。

明、清两代，适应医家需要，对《针灸甲乙经》曾进行过多次刊行。清代又将此书收入国家编修的《四库全书》内，并在《提要》中给予较高评价："考隋志有《明堂孔穴》5卷……今并亡失，惟赖是书存其精要，且节解章分，具有条理，亦寻省较易，至今与《内经》并行，不可偏废，盖有由矣。"

二、学派传承

由于皇甫谧乃一代布衣学者，中年方自学中医，学宗《内经》，类编《素问》《针经》《明堂孔穴针灸治要》而成《针灸甲乙经》。其学派传承无资料可考，但可从针灸学后世发展来看。唐代医著，如孙思邈《千金要方》及《千金翼方》、王焘《外台秘要》、杨玄操《难经》注、杨上善《太素》注、王冰《素问》注等，都曾不同程度地引用过《针灸甲乙经》，足见其影响之大。宋以后，在医学理论方面，《素问》《灵枢》多次刊行，流传较广；在针灸方面，虽多遵《铜人腧穴针灸图经》，但《针灸甲乙经》对针灸学术的发展仍有较大影响。如元人滑寿《十四经发挥》卷末云："以上杂取《素问》《难经》《甲乙经》《圣济总录》参合为篇。"明、清时期的一些针灸专著或类书中针灸部分，如高武《针灸聚英》、杨继洲《针灸大成》、楼英《医学纲目》等，均是在继承《针灸甲乙经》《铜人腧穴针灸图经》的基础上发展而成。例如，《医学纲目》在刺灸通论及腧穴主治方面，较多地引用过《针灸甲乙经》。其中腧穴主治，据粗略统计有550余条。有些内容与今存医统本不尽同，必系采用宋刊本或明初善本，对校勘今本，有较大价值。

明、清两代，适应医家需要，对《针灸甲乙经》曾进行过多次刊行。清代又将此书收入国家编修的《四库全书》内，并在《提要》中给予较高评价。

民国期间及新中国成立后，均曾多次印行，有些大型类书如《中国医学大成》及《中国医药汇海》等，均收有此书。至今，《针灸甲乙经》一书，仍不失为学习与研究《内经》及针灸的重要参考文献。

三、后世发挥

后世临床应用对《针灸甲乙经》也多有发挥。如《针灸资生经》记载了王氏之母患鼻衄，按《针灸甲乙经》灸上星而愈；魏之琇《续名医类案》载一人患腰脊痛，也按《针灸甲乙经》灸申脉而瘥。说明《针灸甲乙经》的针灸处方，是经过实践检验证明行之有效的。至于现代常用处方如经闭取中极；耳聋取耳门、听会；目疾取睛明；失眠取三阴交；唾血取太渊；黄疸取脾俞；治泄取上巨虚；肘痛取尺泽等，也都来自《针灸甲乙经》。

四、国外流传

　　《针灸甲乙经》对国外医学亦有深远的影响，特别是对日本与朝鲜影响较大。自南北朝至隋唐，随着中外交流的日益频繁，不少医学文献传到了日本和朝鲜，《针灸甲乙经》即是其中之一。《针灸甲乙经》不但被列为我国医家必读的古典医书之一，而且传到国外。日本针灸学的发展就是受了本书的启蒙和指导。公元562年（日本钦明天皇二十三年），吴人知聪携带《针灸甲乙经》等160卷医书至日本。公元701年，日本采取唐制，制定医药职令。"大宝律令"中的"疾医令"，明确规定《针灸甲乙经》等书为学习医学和针灸的必修课目。至天平宝字元年（757），天皇敕令重申，医生学习《太素》《针灸甲乙经》《脉经》《本草》等。至平安朝时代，仍据《大宝律令》，以学习我国医学为主。公元808年，日本编写了的《大同类聚方》，即以《素问》《黄帝针经》《针灸甲乙经》《脉经》《本草》《小品方》等为蓝本编纂而成。1975年，日本经穴委员会在出版的《经穴部位调查之基础资料》中，还把《针灸甲乙经》列为首要参考书。朝鲜的针灸学也是导源于我国，公元1136年，朝鲜医学制度曾仿隋唐，设医学、置医博士，以中国医书为教本，将《针灸甲乙经》等原著作为学习医学、针灸的必读课程。此后不久，针灸学相继传入法国及欧洲其他国家。法国针灸界也把《针灸甲乙经》作为主要的参考文献。《针灸甲乙经》多次被节译或全译为英、日等多种文字在国际广为流传。自20世纪80年代世界卫生组织将针灸列为40多种疾病的常规治疗方法以来，世界上已有140多个国家应用针灸疗法。许多海外留学生到我国学习针灸，或把《针灸甲乙经》列为必读之书。

　　正是由于皇甫谧在针灸学上的巨大贡献，后人称之为"针灸学之父""针灸学鼻祖"。1960 年，皇甫谧被联合国教科文卫组织确认为世界历史文化名人。2010 年 11 月 16 日，中医针灸被联合国教科文组织列入"人类非物质文化遗产代表作名录"。

综上所述，皇甫谧集经络学说之精要，确立其核心地位；阐述经络与腧穴的关系，创以部列穴；丰富了腧穴理论，对刺灸操作进行了规范和补充；在穴位主治规律、郄穴理论、募穴理论、腧穴配伍等方面均有建树；以独特的视角构建了针灸辨证论治体系，为后世针灸治疗各科疾病奠定了基础。《针灸甲乙经》作为节选类编《内经》第一书，保留了《内经》和《明堂孔穴针灸治要》大部分内容，具有很高的文献价值。随着皇甫谧学术思想研究的深入，继续挖掘《针灸甲乙经》腧穴治疗规律、探讨以部列穴临床应用、总结各科疾病诊疗特色，构建天人合一的针灸诊疗体系，对于针灸临床和科研均有着启示意义。

皇甫谧

参考文献

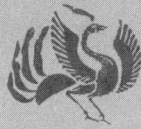

［1］晋·皇甫谧著；宋·林亿等校.针灸甲乙经 12 卷［M］.北京：商务印书馆，1955.

［2］晋·皇甫谧.针灸甲乙经［M］.北京：人民卫生出版社，1956.

［3］晋·皇甫谧著.针灸甲乙经［M］.第 2 版.北京：人民卫生出版社，1962.

［4］房玄龄.晋书［M］.北京：中华书局，1974.

［5］山东中医学院.针灸甲乙经校释［M］.北京：人民卫生出版社，1980.

［6］张善忱，张登部.针灸甲乙经腧穴重辑［M］.济南：山东科学技术出版社，1982.

［7］陈寿.三国志［M］.北京：中华书局，1982.

［8］陈佑邦，邓良月，石学敏，等.当代中国针灸临证精要［M］，天津：天津科学技术出版社，1987.

［9］黄龙祥.黄帝明堂经辑较［M］.北京：中国医药科技出版社，1988.

［10］黄龙祥校注.黄帝针灸甲乙经［M］.北京：中医药科技出版社，1990.

［11］皇甫谧撰.丛书集成初编·针灸甲乙经（第 1、2 卷）［M］.北京：中华书局，1991.

［12］徐曾.经络全书［M］.北京：中医古籍出版社，1992.

［13］黄龙祥.黄帝针灸甲乙经（新校本）［M］.北京：中国医药科技出版社，1995.

［14］李春茂著.皇甫谧评传［M］.兰州：兰州大学出版社，1996.

［15］张灿玾，徐国仟.针灸甲乙经校注（上下）［M］.北京：人民卫生出版社，1996.

［16］鲁兆麟点校.针灸甲乙经［M］.沈阳：辽宁科学技术出版社，1997.

［17］周士琦.嘉锡文史论集［M］.长沙：岳麓书社，1997.

［18］黄龙祥.中国针灸学术史大纲［M］.北京：华夏出版社，2001.

［19］王军.针灸甲乙经（新校版）［M］.北京：人民军医出版社，2005.

［20］史星海主编.中国皇甫谧研究全集［M］.北京：人民日报出版社，2005.

［21］晋·皇甫谧著；黄龙祥整理.中医临床必读丛书·针灸甲乙经［M］.北京：人民卫生出版社，2006.

［22］朱伯昆.易学哲学史（第一卷）［M］.北京：昆仑出版社，2006.

［23］史星海.皇甫谧年谱史考研究概论.中国皇甫谧研究全集第二卷［M］，北京：中国文史出版社，2006.

［24］刘文英，王凤刚主编.走近皇甫谧［M］.银川：宁夏人民出版社，2007.

［25］晋·皇甫谧撰；刘聪校注.针灸甲乙经［M］.北京：学苑出版社，2007.

［26］朱晓初著.九传薪火——中华针灸鼻祖皇甫谧传［M］.天津：百花文艺出版社，2007.

［27］史星海主编.皇甫谧遗著集·文学卷［M］.扬州：广陵书社，2008.

［28］史星海主编.皇甫谧遗著集·医学卷［M］.扬州：广陵书社，2008.

［29］黄龙祥.中医必读百部名著·针灸甲乙经［M］.北京：华夏出版社，2008.

［30］黄龙祥.中医必读百部名著·针灸甲乙经［M］.北京：华夏出版社，2008.

［31］皇甫谧著.史星海主编，杨守忠译.皇甫谧遗著集（英文）［M］.北京：中国对外翻译出版社，2009.

［32］叶长青著.中华名医皇甫谧［M］.银川：宁夏人民出版社，2009.

［33］山东中医学院.针灸甲乙经校释［M］.第2版.北京：人民卫生出版

社，2009.

［34］沈渔邨.精神病学［M］.第5版，北京：人民卫生出版社，2009：141-143.

［35］皇甫谧著，贾成文主编.全注全译针灸甲乙经［M］.贵阳：贵州教育出版社，2010.

［36］王竹星主编.针灸甲乙经白话精解［M］.天津：天津科学技术出版社，2010.

［37］皇甫谧著，张全明校.中医经典著作新校·针灸甲乙经［M］.天津：科学技术文献出版社，2010.

［38］张永臣，贾红玲，宋桂红，等.人体特效穴位之背俞穴、募穴［M］.北京：科学出版社，2010.

［39］晋·皇甫谧著；周琦校注.中医非物质文化遗产临床经典读本·针灸甲乙经［M］.北京：中国医药科技出版社，2011.

［40］钱超尘，温长路主编.皇甫谧研究集成［M］.北京：中医古籍出版社，2011.

［41］李鼎.针灸甲乙经理论与实践（研究生）［M］.北京：人民卫生出版社，2011.

［42］皇甫谧籍贯悬疑，兰大教授（杜斗城）考证皇甫谧身世之谜［N］.新华网，2006-03-19.

［43］赵玉青.祖国晋代伟大的针灸学家——皇甫谧［J］.中医杂志，1955（3）：52-56.

［44］李经纬.皇甫谧［J］.中医杂志，1960（4）：73.

［45］严玉林，李一清，刘冠军.皇甫谧与《针灸甲乙经》［J］.吉林医科大学学报，1978（2）：146-150.

［46］徐国仟，田代华.皇甫谧与《针灸甲乙经》［J］.山东中医学院学报，1978（2）：34-39.

［47］中医研究院针灸研究所，中国人民解放军第 262 医院，山西省稷山县人民医院.循经感传现象的研究［J］.中医杂志，1979（8）：1-5.

［48］黄宗勗.晋代针灸学家皇甫谧及其著作［J］.福建中医药，1981（2）：56-57.

［49］何爱华.评《针灸甲乙经校释》（校勘）［J］.中医药学报，1981（3）：48-54.

［50］苟香涛.历代名医传选注—皇甫谧传《晋书》［J］.云南中医学院学报，1981（4）：12-14.

［51］魏稼.皇甫谧对针灸学的贡献［J］.广西中医药，1982（4）：10-13.

［52］田代华，丛林，邵冠勇.第八讲皇甫谧综撰《甲乙》［J］.山东中医杂志，1983（2）：62-64.

［53］李鼎.《针灸甲乙经腧穴重辑》本评价［J］.上海针灸杂志，1983（3）：44-45.

［54］秦中一.针灸学家皇甫谧［J］.陕西中医，1983（3）：44-45.

［55］司徒铃.皇甫谧祖师是子午流注针法的倡导者［J］.新中医，1983（12）：26，28.

［56］司徒铃.皇甫谧是子午流注针法的倡导者［J］.新中医，1983，14（12）：24，26.

［57］王宝华，崔海，任占敏.《针灸甲乙经》中头部腧穴主治病症之规律初探［J］.新中医，1983，14（12）：24.

［58］吴泽生.论《甲乙经》对"针灸辨证施治法"的继承和发展［J］.甘肃医药，1983（增）：38.

［59］沈霍夫.2000 年针灸教育之战略研究——纪念伟大针灸家皇甫谧逝世 1701 周年［J］.天津中医学院学报，1983（Z1）：64-68，48.

［60］吴泽生.论《甲乙经》对"针灸辨证施治法"的继承和发展［J］.甘肃医药，1983（增）：38.

［61］龙江人.皇甫谧与洛阳纸贵［J］.中医药学报，1984（2）：65.

［62］黄龙祥.《针灸甲乙经》体例选释［J］.针灸学报，1985（1）：53-54.

［63］张灿玾.《针灸甲乙经》校勘漫谈［J］.中医杂志，1985（3）：75-77.

［64］张灿玾.《针灸甲乙经》校勘漫谈［J］.中医杂志，1985，26（3）：75-76.

［65］长青.皇甫谧［J］.山西中医，1986，（3）：46.

［66］宁越.皇甫谧籍贯朝那考辨［J］.甘肃中医学院学报，1987（1）：53-54，64.

［67］杨廉德.师法皇甫谧改革《腧穴学》教学法［J］.甘肃中医学院学报，1987（1）：34-36.

［68］沈智群.皇甫谧和《针灸甲乙经》［J］.中医函授通讯，1987（4）：23.

［69］沈澍农.《针灸甲乙经校释》注商［J］.上海中医药杂志，1987（8）：44-46.

［70］陆惠新.针灸配穴法浅谈［J］.中医杂志，1987，28（4）：45.

［71］张绍重.晋代针灸学家——皇甫谧生平及著作［J］.中医药研究，1988（1）：36-38.

［72］许浩然.《针灸甲乙经》著者皇甫谧祖籍考证［J］.新疆中医药，1988（3）：29-31.

［73］马坤范，任宗凡.皇甫谧祖籍朝那方位考订［J］.上海针灸杂志，1988（3）：31-32.

［74］聂菁葆.试析皇甫谧名垂中国医学史的原因［J］.吉林中医药，1989（5）：46-47.

［75］王璞，田代华.论《针灸甲乙经》以部列穴的合理性［J］.山东中医学院学报，1989（5）：19-20.

［76］王璞，田代华.论《针灸甲乙经》以部列穴的合理性［J］.山东中医学院学报，1989，13（5）：19-20.

［77］李扬缜.对《针灸甲乙经》禁灸穴的认识［J］.中医临床与保健，1990（1）：49-51.

［78］杜天银.《甲乙经》针灸法则初探（续）［J］.甘肃中医，1990，3（3）：6-9.

［79］董建勇.六经皮部与经络—《针灸甲乙经》穴位主治规律分析［J］.甘肃中医学院学报，1991，8（1）：45-46.

［80］王春辉.学习《针灸甲乙经》治疗痹证的体会［J］.上海针灸杂志，1991（1）：36.

［81］宋经中.皇甫谧籍贯地故址正误［J］.上海中医药杂志，1991（8）：41.

［82］张志远.皇甫谧生平小考［J］.医古文知识，1992，9（3）：6-7.

［83］张灿玾.《甲乙经》版本源流及现存本考析［J］.中医文献杂志，1993，11（2）：1.

［84］张灿玾.《针灸甲乙经》的主要贡献及对后世的影响［J］.中医文献杂志，1994，12（3）：2-5.

［85］冯健民.皇甫谧与《针灸甲乙经》［J］.甘肃中医，1994（4）：52-53.

［86］周一谋.以读书为乐而求养生的皇甫谧［J］.华夏长寿，1995（6）：6-7.

［87］李志道，宫宝喜.试论《甲乙经》对于类编《内经》的重要贡献［J］.天津中医学院学报，1995（3）：39-41.

［88］马坤范.皇甫谧祖籍考证［J］.甘肃中医，1996（1）：5-7.

［89］徐传武.皇甫谧卒年新考［J］.学术研究，1996（11）：76-79.

［90］朱立芸.布衣学者皇甫谧［J］.丝绸之路，1996（6）：52-53.

［91］韩三州.浪子回头皇甫谧［J］.家庭中医药，1997（6）：10.

［92］杨学文，夏明亮.针灸学之父——皇甫谧［J］.中学历史教学参考，1998，（11）：14.

［93］王璞，周伟光.论《针灸甲乙经》以部列穴的临床价值［J］.中国中医基础医学杂志，1999，5（10）：52-53.

［94］沈小赐 . 久病成医的皇甫谧［J］. 家庭中医药，1999（5）：6-7.

［95］王璞，周伟光 . 论《针灸甲乙经》以部列穴的临床价值［J］. 中国中
　　　医基础医学杂志，1999（10）：54-55.

［96］徐传武 . 关于皇甫谧《三都赋序》的真实性［J］. 社科纵横，1999（6）：
　　　67-69.

［97］王湃，孙瑜，高碧霄 . 浅析皇甫谧对郄穴的贡献［J］. 四川中医，
　　　2001（4）：5-6.

［98］李戎 . 简析《针灸甲乙经》中的禁（慎）针禁（慎）灸腧穴［J］. 中
　　　国针灸，2001（11）：695-698.

［99］李戎，罗永芬 . 简析《针灸甲乙经》中的禁（慎）针禁（慎）灸腧穴
　　　［J］. 中国针灸，2001，21（11）：695-698.

［100］张胜春，赵京生 .《针灸甲乙经》配穴特点分析［J］. 针灸临床杂志，
　　　　2002，18（3）：5-7.

［101］张胜春，赵京生 .《针灸甲乙经》中处方用穴特点［J］. 中国针灸，
　　　　2002，22（7）：494-497.

［102］张胜春，赵京生 .《针灸甲乙经》中处方用穴特点［J］. 中国针灸，
　　　　2002（7）：494-497.

［103］张胜春 .《针灸甲乙经》之研究现状［J］. 中国针灸，2002（4）：
　　　　279-281.

［104］方金森 .《针灸甲乙经》甲乙两字之我见［J］. 中医文献杂志，2002
　　　　（2）：34-35.

［105］梅运生 . 皇甫谧《三都赋序》之真伪及其价值趋向［J］. 安徽师范大
　　　　学学报（人文社会科学版），2002（5）：559-564.

［106］王存选，陈力 . 白浊的出处是《针灸甲乙经》［J］. 中国医药学报，
　　　　2002（10）：635.

［107］张宝文 .《针灸甲乙经》的成因及对后世的影响［J］. 医古文知识，

2004（1）：22-24.

［108］任国学.皇甫谧《三都赋序》辨析［J］.甘肃社会科学，2004（1）：37-40.

［109］杜仲平.古朝（zhū）那县址及皇甫谧籍贯又考［J］.甘肃中医，2004（3）：14-15.

［110］纪军，王正明.《针灸甲乙经》处方配穴特点分析［J］.上海针灸杂志，2004（7）：38-40.

［111］杨东晨.论晋代儒士皇甫谧的家世和业绩［J］.固原师专学报，2004（5）：5-10.

［112］王建新.皇甫谧人生观解读［J］.湖南第一师范学报，2004（4）：29-31.

［113］王建新.皇甫谧人生观解读［J］.湖南第一师范学报，2004，4（4）：29-31.

［114］马坤范，潘文.针灸鼻祖皇甫谧［J］.甘肃中医，2005（1）：51-52.

［115］龙江洪.皇甫谧的玄学思想［J］.医古文知识，2005（2）：8-9.

［116］姜燕.依韵校勘《针灸甲乙经》［J］.江西中医学院学报，2005（3）：20-27.

［117］鲍良红.《针灸甲乙经》语词杂释［J］.南京中医药大学学报（社会科学版），2005（3）：36-39.

［118］鲍良红.《针灸甲乙经》语词杂释［J］.南京中医药大学学报（社会科学版），2005，16（9）：158-160.

［119］李俊，赵吉平.背腧穴浅析［J］.中医药临床杂志，2005，17（3）：304-305.

［120］刘建民，李海棠.《黄帝针灸甲乙经》论治妇科疾病浅释［J］.国医论坛，2005，20（4）：14-16.

［121］世界最早的针灸专书——《针灸甲乙经》［J］.亚太传统医药，2006

（1）：57.

［122］吴忠礼.皇甫谧故里考［J］.宁夏社会科学，2006（3）：99-100.

［123］吴晓红.宁甘皇甫谧故里分歧述评［J］.宁夏社会科学，2006（3）：
110-111.

［124］孙颖慧.皇甫谧故里说析评［J］.宁夏社会科学，2006（3）：108-109.

［125］张有堂，徐银梅.皇甫谧籍贯考［J］.宁夏社会科学，2006（3）：
105-107.

［126］薛正昌.皇甫谧籍贯和他的墓地［J］.宁夏社会科学，2006（3）：
103-104，116.

［127］余方平.对皇甫谧《帝王世纪》的再评价——以《帝王世纪》对几个
重要地望的臆断为例［J］.河南师范大学学报（哲学社会科学版），
2006（4）：165-167.

［128］王毅刚.《针灸甲乙经校释》对皇甫谧自序中"其他"校改的商榷
［J］.实用中医药杂志，2006（5）：313-314.

［129］马建军.皇甫谧研究及相关文物保护［J］.固原师专学报，2006（5）：
66-67.

［130］安正发.皇甫谧生平有关问题考述［J］.固原师专学报，2006（5）：
63-65，70.

［131］张有堂，杨宁国.再谈皇甫谧籍贯——兼与杜斗城、李并成教授商榷
［J］.固原师专学报，2006（5）：58-62.

［132］段逸山.皇甫谧"三折臂"［J］.中医药文化，2006（5）：37.

［133］叶长青.古朝那皇甫谧文化探源［J］.共产党人，2006（6）：44-46.

［134］张宝文.《针灸甲乙经》与《太素》互校内容考辨［J］.中医药文化，
2006（6）：28-29.

［135］叶长青.皇甫谧文化及其现代价值［J］.共产党人，2007，（8）：47-49.

［136］徐彦龙.《针灸甲乙经》对咳嗽的疗法特点分析［J］.针灸临床杂志，

2007, 23（12）: 1–2.

[137] 夏庆. 皇甫谧与朝那和灵台［J］. 中国针灸, 2007, 27（6）: 450–452.

[138] 岳玉烈, 夏庆, 程世翔. 皇甫谧的生卒年代及皇甫世系［J］. 卫生职业教育, 2007（18）: 152–153.

[139] 张宝文.《针灸甲乙经》中《明堂》重言词义考释［J］. 中国中医基础医学杂志, 2007（10）: 791–792, 796.

[140] 姜燕, 马新平.《针灸甲乙经》"搏""搏"正误辨［J］. 北京中医药大学学报, 2008（3）: 165–166.

[141] 章曦. 浅谈《针灸甲乙经》的学术价值［J］. 辽宁中医药大学学报, 2008（5）: 35–36.

[142] 邓小英, 王凤兰《针灸甲乙经》数字化整理研究初探［J］. 陕西中医, 2008（7）: 857–859.

[143] 强新民. 晋代针灸学家皇甫谧［J］. 中医药临床杂志, 2008（4）: 429–430.

[144] 丁宏武. 皇甫谧籍贯及相关问题考论［J］. 文史哲, 2008（5）: 36–43.

[145] 徐彦龙.《针灸甲乙经》治疗头痛的特点分析［J］. 上海针灸杂志, 2008（9）: 46–47.

[146] 黄龙祥.《针灸甲乙经》的章法［J］. 中医药文化, 2008（5）: 28–32.

[147] 霍建波. 高士风流 千古奇文——皇甫谧《高士传》艺术鉴赏［J］. 名作欣赏, 2008（22）: 4–5.

[148] 安正发. 皇甫谧交游考［J］. 宁夏社会科学, 2008（6）: 168–171.

[149] 黄龙祥.《针灸甲乙经》的读法［J］. 中医药文化, 2008（6）: 39–42.

[150] 安正发. 皇甫谧《高士传》的叙事特征［J］. 广西社会科学, 2008（12）: 153–156.

[151] 宫玉梅, 徐彦龙.《针灸甲乙经》治疗癫病的疗法特点分析［J］. 甘肃中医, 2008, 21（3）: 5–6

［152］徐彦龙.《针灸甲乙经》治疗耳鸣耳聋的特点分析［J］.上海针灸杂志，
　　　2008，27（2）：49-50.

［153］徐彦龙.《针灸甲乙经》治疗头痛的特点分析［J］.上海针灸杂志，
　　　2008，27（9）：46-47.

［154］赵京生.《甲乙经》的组织结构与针灸学术意义［J］.中医文献杂志，
　　　2009，27（1）：18-22.

［155］雒成林，何天有.《针灸甲乙经》治疗肢体痹证选穴特点及其意义
　　　［J］.中华中医药学刊，2009，27（3）：551-552.

［156］刘智艳，刘娟.探讨《针灸甲乙经》对针刺治疗精神疾病的认识及论
　　　治［J］.上海针灸杂志，2009，28（5）：305-306.

［157］赵京生.《甲乙经》的组织结构与针灸学术意义［J］.中医文献杂志，
　　　2009（1）：18-22.

［158］姜燕.《针灸甲乙经》"知""篡"考［J］.北京中医药大学学报，
　　　2009（1）：15-17.

［159］雒成林，何天有.《针灸甲乙经》治疗肢体痹证选穴特点及其意义
　　　［J］.中华中医药学刊，2009（3）：551-552.

［160］霍建波.千古隐逸第一文——皇甫谧《高士传》序的文化解读［J］.
　　　唐都学刊，2009（4）：102-104.

［161］安正发.论皇甫谧的医学思想［J］.辽宁中医药大学学报，2009（8）：
　　　267-268.

［162］安正发.皇甫谧史学成就探——以《帝王世纪》为例［J］.宁夏师范
　　　学院学报，2009（4）：57-61.

［163］薛建立.皇甫谧在中国古代编辑史上的贡献［J］.史学月刊,2009(8)：
　　　126-127.

［164］马新平.《针灸甲乙经》穴位名称中的五行思想探析［J］.医学与哲
　　　学（人文社会医学版），2009（12）：53-55.

［165］赵欲晓．浅谈《针灸甲乙经》对于失眠的治疗特点［J］.中国民族民间医药，2010，9（2）：49，51.

［166］范郁山，况彦德．《针灸甲乙经》有关浅刺针法理论的研究探析［J］.亚太传统医药，2010（1）：10-11.

［167］赵欲晓．浅谈《针灸甲乙经》对于失眠的治疗特点［J］.中国民族民间医药，2010（2）：39，51.

［168］田斌．晋代名士皇甫谧的乱世自存之道［J］.西北成人教育学报，2010（2）：17-19.

［169］陈淑珍．论《针灸甲乙经》对脉诊的贡献［J］.中医文献杂志，2010（2）：25-26.

［170］范郁山，况彦德．《针灸甲乙经》浅刺针法理论研究探析［J］.江苏中医药，2010（5）：54-55.

［171］何彦东．皇甫谧哲学思想刍议［J］.国医论坛，2010（3）：48-49.

［172］王峰，赵中亭．《针灸甲乙经》在针灸史上的重要地位［J］.山东中医药大学学报，2010（5）：447-448.

［173］曲如意，孙文钟．《针灸甲乙经》中的"漯漯"与"溅溅"［J］.中华中医药学刊，2010（10）：2067-2068.

［174］马晓彤．皇甫谧的独特性与研究价值［J］.中国中医基础医学杂志，2010（10）：867-868.

［175］徐三翰．针灸治疗痛症的针灸甲乙经与针灸大成文献研究［D］.广州中医药大学，2011.

［176］王会霞，李菊莲．《针灸甲乙经》胁痛的诊治特点［J］.上海针灸杂志，2011，30（11）：787-788.

［177］张永臣，张春晓．浅析《针灸甲乙经》对募穴的贡献［J］.江西中医药，2011，42（8）：50-52.

［178］贾双保，颉旺军．《针灸甲乙经》推拿疗法探析［J］.甘肃中医学院

学报2011（3）：16-18.

［179］张春晓，张永臣.浅论《针灸甲乙经》对腧穴学的贡献［J］.江西中
医药，2011（7）：50-52.

［180］张永臣，张春晓.浅析《针灸甲乙经》对募穴的贡献［J］.江西中医
药，2011（8）：50-52.

［181］张永臣，张春晓.浅论《针灸甲乙经》对特定穴的贡献［J］.江西中
医药，2011（10）：46-47.

［182］马艳春，周波，宋立群，等.《针灸甲乙经》学术思想及针灸治疗癫
痫的探究［J］.针灸临床杂志，2011（12）：42-44.

［183］万健民.皇甫谧与养生［J］.中国社区医师（医学专业），2012（7）：225.

［184］霍小宁，刘新发，雒成林，等.《针灸甲乙经》中精神疾病病名浅释
［J］.甘肃科技，2012（12）：130-131.

［185］张永臣，张春晓.浅析《针灸甲乙经》对背俞穴的认识与应用［J］.
针灸临床杂志，2012（10）：50-52.

［186］张永臣，张春晓.浅析《针灸甲乙经》对背俞穴的认识与应用［J］.
针灸临床杂志，2012，28（10）：50-52.

［187］霍小宁，刘新发，雒成林，等.《针灸甲乙经》中精神疾病病名浅释
［J］.甘肃科技，2012，28（12）：130-131.

［188］阳晶晶，刘密，李金香，等.《针灸甲乙经》论灸法［J］.国医论坛，
2013，28（2）：28-29.

［189］李云.《甲乙经》明代传本勘误［J］.中医文献杂志，2013（1）：5-7.

［190］李云.皇甫谧《甲乙经》释文考略［J］.中医药文化，2013（1）：51-56.

［191］阳晶晶，刘密，李金香，等.《针灸甲乙经》论灸法［J］.国医论坛，
2013（2）：22-23.

［192］李云.皇甫谧《甲乙经》释文考略（续）［J］.中医药文化，2013（2）：
32-36.

［193］李云.《甲乙经》明代传本勘误（续完）［J］.中医文献杂志，2013（2）：20-24.

［194］孟子琪，徐琳，董宝强.《针灸甲乙经》文体学特点［J］.实用中医内科杂志，2013（16）：90-92.

［195］甘肃省卫生厅等编辑.纪念晋代针灸学家皇甫谧逝世一千七百零一周年论文选编［C］.甘肃省卫生厅，1983.

［196］王宝华，崔海，任占敏.《针灸甲乙经》中头部腧穴主治病症之规律初探［C］.中国针灸学会针灸文献专业委员会2006年学术年会论文汇编，2006.

［197］姜燕，马新平.《针灸甲乙经》"搏"、"搏"辨［C］.第十二届全国中医药文化学术研讨会论文集，2009.

［198］郝鼎国，郝晓明.皇甫谧遗著对"养生学·治未病"的开示［C］.第四届中医药继续教育高峰论坛暨中华中医药学会继续教育分会换届选举会议论文集，2011.

［199］张绍华，符文彬.《针灸甲乙经》治疗颈椎病项痛的探讨［C］.广东省针灸学会第十二次学术研讨会暨全国脑卒中及脊柱相关性疾病非药物诊疗技术培训班论文集，2011.

［200］李生福，赵耀东.皇甫谧成长经历对现代针灸人才培养的启示［C］.2011年甘肃省中医药学会学术年会论文集，2011.

［201］赵耀东，李生福.《针灸甲乙经》论治消瘅的文献研究［C］.首届皇甫谧故里拜祖大典暨《针灸甲乙经》学术思想国际研讨会论文集，平凉，2012.

（总计102名，以医家出生时间为序）

汉晋唐医家（6名）

张仲景　王叔和　皇甫谧　杨上善　孙思邈　王　冰

宋金元医家（18名）

钱　乙　成无己　许叔微　刘　昉　刘完素　张元素
陈无择　张子和　李东垣　陈自明　严用和　王好古
杨士瀛　罗天益　王　珪　危亦林　朱丹溪　滑　寿

明代医家（25名）

楼　英　戴思恭　王　履　刘　纯　虞　抟　王　纶
汪　机　马　莳　薛　己　万密斋　周慎斋　李时珍
徐春甫　李　梴　龚廷贤　杨继洲　孙一奎　缪希雍
王肯堂　武之望　吴　崑　陈实功　张景岳　吴有性
李中梓

清代医家（46名）

喻　昌　傅　山　汪　昂　张志聪　张　璐　陈士铎
冯兆张　薛　雪　程国彭　李用粹　叶天士　王维德
王清任　柯　琴　尤在泾　徐灵胎　何梦瑶　吴　澄
黄庭镜　黄元御　顾世澄　高士宗　沈金鳌　赵学敏
黄宫绣　郑梅涧　俞根初　陈修园　高秉钧　吴鞠通
林珮琴　章虚谷　邹　澍　王旭高　费伯雄　吴师机
王孟英　石寿棠　陆懋修　马培之　郑钦安　雷　丰
柳宝诒　张聿青　唐容川　周学海

民国医家（7名）

张锡纯　何廉臣　陈伯坛　丁甘仁　曹颖甫　张山雷
恽铁樵